Cómo cura la Digitopuntura

Cómo cura la Digitopuntura

RBA integral

Cómo cura la digitopuntura

Redacción: Núria Viver
Diseño de cubierta: Opalworks

Pérez Galdós, 36 – 08012 Barcelona
www.rbalibros.com
rba-libros@rba.es

Primera edición: noviembre de 2002

Ref.: ESO-02 / ISBN: 84-7901-914-X
Dep. Legal: M-40.528-2002
Impreso por Brosmac, S.L.

LAS BASES DE LA MEDICINA ORIENTAL

La digitopuntura tiene su origen en la medicina tradicional china, que concibe de forma muy diferente a la occidental la salud y la enfermedad. Sus principios son los mismos que los de la acupuntura, pero no utiliza agujas, sino simplemente la presión de ciertos puntos con los dedos o con un instrumento de punta redondeada. De hecho, no es necesario conocer las bases de la medicina tradicional china para aplicar esta técnica en trastornos poco importantes, de la misma forma que no hay que ser médico para curar una pequeña herida, ni conocer la estructura química y las propiedades farmacológicas de la aspirina para aliviar un ligero dolor de cabeza. Sin embargo, tener unas nociones básicas puede ser útil para comprender que el enfoque de este tipo de medicina es holístico, es decir, considera a la persona en su conjunto (cuerpo, mente y espíritu) cuando se trata de prevenir, diagnosticar y tratar las enfermedades.

La acupuntura tiene un origen muy remoto; los libros chinos más antiguos que hablan de las técnicas de acupuntura datan del año 540 a. C., aunque existen evidencias de que ya se practicaba varios miles de años antes de nuestra era. Con el tiempo, las técnicas y las teorías sobre la forma de actuar de esta técnica han ido cambiando y adaptándose a las necesidades del momento, pero su eficacia está demostrada por un larguísimo periodo de uso en China como método terapéutico, que se mantiene en la actualidad de forma generalizada en los países orientales, aunque también se ha introducido la medicina occidental. Los libros clásicos chinos en los que se basa la medicina tradicional china y que exponen su filosofía son:

* *Nei ching*: tratado de enfermedades internas. Aproximadamente del año 250 a.C. Está escrito en forma de diálogo entre el emperador (posiblemente Huang Di) y los médicos de la corte. Resulta complicado de entender.

* *Nan ching*: tratado de los problemas difíciles. Aclara los conceptos más difíciles de entender del *Nei ching*.

* *Da cheng*

* *I ching*: libro de las mutaciones. Es el primer texto que hace referencia al yin y el yang.

* *Tao te ching*: libro básico de las enseñanzas taoístas. Escrito por Lao Tse, uno de los principales filósofos chinos de la antigüedad.

En lo esencial, podemos decir que la medicina oriental utiliza técnicas de diagnóstico y formas de tratamiento semejantes a las de la medicina occidental, aunque de forma diferente. También son distintas su forma de comprender las funciones corporales tanto de la persona sana como del enfermo pues la medicina oriental se basa en la energía o qi. No se trata de que carezcan de conocimientos sobre la anatomía o la fisiología de los órganos del cuerpo humano, sino de que conciben a la persona como un conjunto complejo en el que la parte material (el cuerpo físico) no es más que un elemento, y quizá no el esencial. Otros elementos como la mente y el espíritu también tienen un papel muy importante, de forma que el equilibrio entre los tres es la base de la salud y la vitalidad de un ser vivo. De hecho, la medicina occidental no pasa por alto esta relación, al menos, en lo referente a la mente: los médicos saben muy bien que el estado psíquico de un enfermo influye considerablemente en su curación, y también que muchas enfermedades dependen de las características psíquicas del enfermo. No obstante, no tienen demasiado en cuenta este aspecto a la hora de diagnosticar y tratar las enfermedades, sino que se basan de forma casi exclusiva en el cuerpo físico.

Otro aspecto que la medicina oriental también tiene muy en cuenta es la relación de los seres vivos con su entorno, es decir, con otros elementos de la naturaleza o con otros seres vivos. Considera que todo lo que existe está interrelacionado de alguna forma, y las diferentes partes del conjunto reciben influencias mutuas. Para favorecer el equilibrio, utiliza varias técnicas: acupuntura, digitopuntura, moxibustión, masaje, tai chi, chi kung, dietoterapia, balneoterapia y fitoterapia, como las más importantes. Su enfoque general de la salud es básicamente preventivo, a diferencia del de la medicina occidental, que es sobre todo curativo.

La medicina tradicional china se basa, principalmente, en la forma oriental de concebir todo lo que existe, es decir, en su filosofía. Según ésta, el ser humano se encuentra entre el cielo (yang) y la tierra (yin). El tao es el origen de todas las cosas y, al manifestarse, da lugar al yin y al yang, que constituyen los polos opuestos y complementarios del mismo concepto.

El yin y el yang

Todo lo que existe puede atribuirse a uno de los dos aspectos del tao (yin o yang). El ser humano contiene elementos yin y elementos yang, de forma que su equilibrio es lo que determina la buena salud y el bienestar. Es decir, la energía yin debe estar equilibrada con la energía yang, y es precisamente este objetivo el que pretende la medicina tradicional china a través de sus múltiples técnicas preventivas y terapéuticas.

Para representar este concepto, a menudo difícil de entender para un occidental, se emplea un símbolo: un círculo dividido en dos por una línea ondulada y con un punto en cada parte. La totalidad del círculo representa el tao, es decir, todo lo que existe. La parte blanca es el yang y la parte negra, el yin. El punto que hay en cada parte representa el poco de yin que hay en el yang y viceversa.

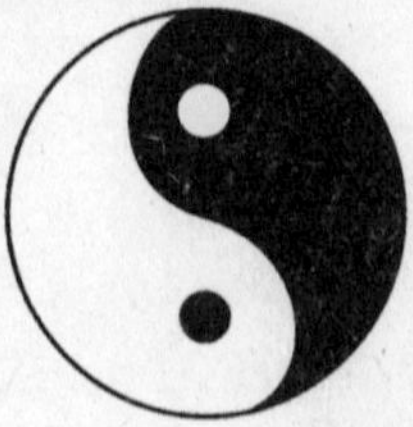

Para comprender un poco estos conceptos, conviene analizar sus características generales. Podemos decir que el yin y el yang son complementarios, opuestos, bipolares, relativos y equilibrados.

Un órgano, una situación o una circunstancia son yin o yang por comparación con su opuesto; no se pueden definir por sí solos, puesto que la filosofía oriental considera que el mundo es bipolar: si algo existe, existe también su opuesto. Por ejemplo, la existencia del bien lleva implícita la existencia del mal, igual que ocurre con la salud y la enfermedad, la guerra y la paz, el amor y el odio, etc. Un aspecto no tiene explicación sin su opuesto. Ambos aspectos se encuentran en equilibrio en el conjunto del universo, aunque pueden desequilibrarse en una parte del mismo, de forma que predomine el yin en una zona y el yang en otra.

Por otra parte, existen objetos o circunstancias que se clasifican como yin o yang de forma permanente y tienen como aspecto complementario su opuesto.

YANG	YIN
Positivo	Negativo
Día	Noche
Luz	Oscuridad
Calor	Frío
Hombre	Mujer
Persona	Animal
Animal	Vegetal
Vegetal	Mineral
Sonido agudo	Sonido grave
Aire	Agua
Agua	Tierra
Vapor de agua	Agua líquida
Lado izquierdo	Lado derecho
Dorso	Vientre
Parte superior	Parte inferior
Extremidades	Tronco
Víscera	Órgano

Esta tabla sólo constituye un ejemplo orientativo del concepto del yin y el yang. La medicina oriental clasifica también los remedios y los medicamentos en yin y yang, así como otros aspectos y objetos de la realidad. Los meridianos también se pueden clasificar en yin y yang, como veremos más adelante.

Del yin y el yang surgen los cinco elementos básicos, siempre según los principios de la filosofía china: madera, fuego, tierra, metal y agua.

Estos cinco elementos se transforman continuamente unos en otros siguiendo una serie de leyes. A cada elemento le corresponden también, como ocurre con el yin y el yang, diferentes objetos y circunstancias. Algunos ejemplos son los siguientes:

MADERA	**FUEGO**	**TIERRA**	**METAL**	**AGUA**
Agrio	Amargo	Dulce	Picante	Salado
Verde	Rojo	Amarillo	Blanco	Negro
Nacimiento	Crecimiento	Edad adulta	Declive	Muerte
Ojo	Lengua	Boca	Nariz	Oreja
Vista	Palabra	Gusto	Olfato	Oído
Cólera	Alegría	Preocupación	Tristeza	Miedo
Pollo	Cordero	Búfalo	Caballo	Cerdo
Júpiter	Marte	Saturno	Venus	Mercurio
Grito	Risa	Canto	Sollozo	Gemido
Hígado	Corazón	Bazo	Pulmón	Riñón
Vesícula biliar	Intestino delgado	Estómago	Intestino grueso	Vejiga

Los acupuntores y especialistas en medicina tradicional china utilizan estos cinco elementos y las leyes que rigen las relaciones entre ellos, que no analizaremos aquí, para saber el tipo de tratamiento que deben aplicar a un determinado enfermo y qué puntos deben tratar con sus agujas.

Como se observa en la tabla de la página 11, estos elementos también tienen su correspondencia, según la medicina china, con determinados órganos y vísceras. En realidad, no se trata de los órganos y las vísceras tal como nosotros los conocemos, sino de un concepto energético de los mismos, aunque coincide su localización. Los órganos son macizos y las vísceras, huecas. Por otra parte, a cada órgano le corresponde una víscera:

Pulmón – Intestino grueso
Corazón – Intestino delgado
Bazo-páncreas – Estómago
Riñón – Vejiga
Hígado – Vesícula biliar

A estos órganos y vísceras también les corresponde un meridiano, de forma que existe el meridiano de corazón, el de pulmón, etc.

Los meridianos y los puntos

La acupuntura, la digitopuntura y en general toda la medicina tradicional china están basadas en la circulación de la energía. Esta energía es la base de la vida, de forma que su detención representa la muerte. El qi, nombre que se da en china a esta energía, tiene un polo positivo y otro negativo, de cuyo equilibrio depende la salud. Por lo tanto, la correcta circulación de la energía y el equilibrio entre los dos polos son los factores más importantes para mantener el organismo completo (cuerpo, mente y espíritu) en buena salud.

Esta energía circula por el organismo a través de unos canales o meridianos. Los puntos de acupuntura o digitopuntura son lugares muy concretos de estos meridianos que permiten modificar la circulación de la energía; son, por así decirlo, los lugares que permiten el acceso al meridiano. La forma clásica de modificar esta energía es mediante la acción de una aguja, pero este uso está reservado únicamente a los médicos especialistas en acupuntura. No obstante, la simple estimulación de los puntos mediante presión también es eficaz y puede practicarla cualquier persona con unos conocimientos elementales.

Existen doce meridianos pares, es decir, seis a cada lado del cuerpo:

MERIDIANOS YIN	**MERIDIANOS YANG**
Meridiano de Pulmón	Meridiano de Intestino grueso
Meridiano de Corazón	Meridiano de Intestino delgado
Meridiano de Maestro corazón	Meridiano de Triple recalentador
Meridiano de Bazo-Páncreas	Meridiano de Estómago
Meridiano de Riñón	Meridiano de Vejiga
Meridiano de Hígado	Meridiano de Vesícula biliar

Como puede verse en el dibujo de la página 15, los meridianos yin circulan de abajo arriba y por la parte ventral del cuerpo; por el contrario, los meridianos yang circulan de arriba abajo y por la parte dorsal del cuerpo. En el centro del recorrido del meridiano se encuentra el órgano que le corresponde.

Unos meridianos tienen su punto de partida o de llegada en los brazos y otros en las piernas: hay tres meridianos yang y tres meridianos yin en los brazos, y tres meridianos yang y tres meridianos yin en las piernas, como se muestra en el dibujo de la página 16.

	BRAZO	**PIERNA**
YIN	Meridiano de Pulmón	Meridiano de Bazo-Páncreas
	Meridiano de Corazón	Meridiano de Riñón
	Meridiano de Maestro corazón	Meridiano de Hígado
YANG	Meridiano de Intestino grueso	Meridiano de Estómago
	Meridiano de Intestino delgado	Meridiano de Vejiga
	Meridiano de Triple recalentador	Meridiano de Vesícula biliar

Cada uno de estos meridianos o canales dispone de una serie de puntos situados en un lugar muy concreto de la anatomía, que son los que se estimulan en las sesiones de acu-

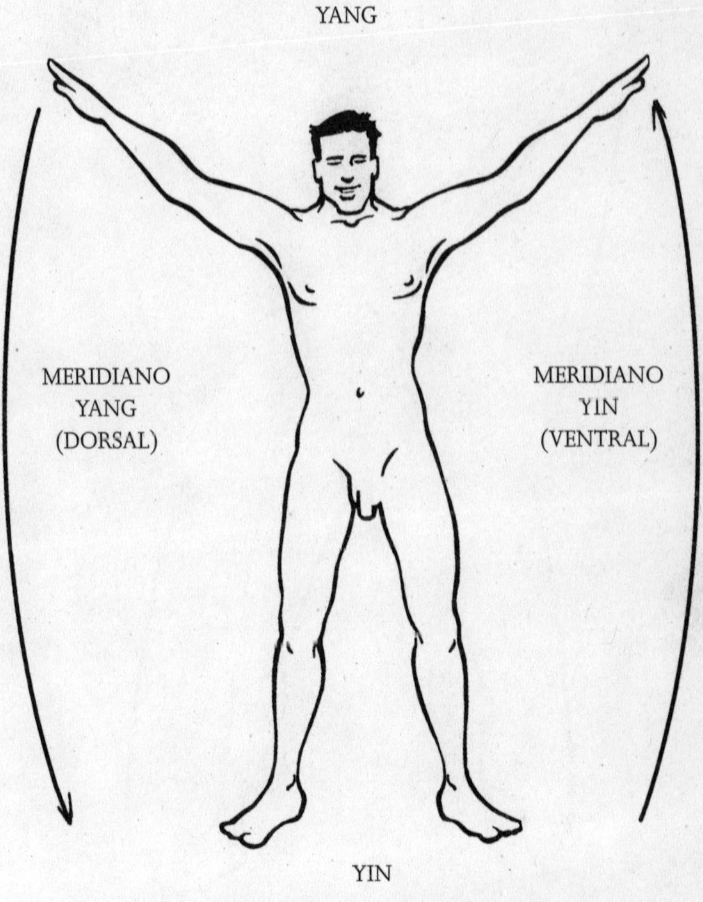
YANG
MERIDIANO
YANG
(DORSAL)
MERIDIANO
YIN
(VENTRAL)
YIN

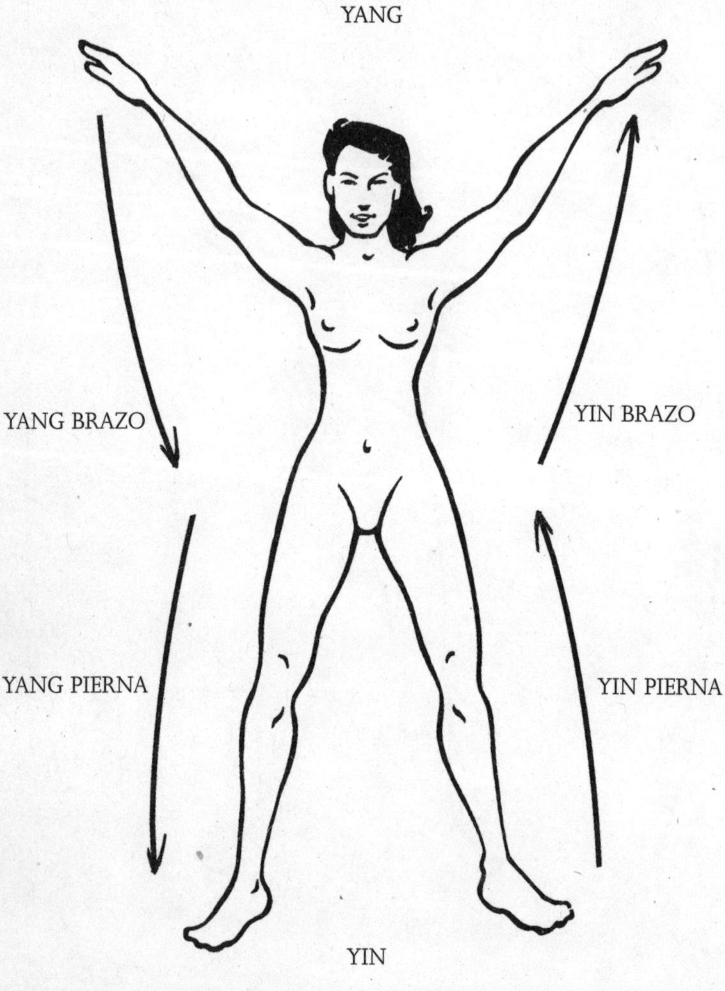
YANG
YANG BRAZO
YIN BRAZO
YANG PIERNA
YIN PIERNA
YIN

puntura y digitopuntura. Unos meridianos tienen más puntos que otros:

MERIDIANO	NÚMERO DE PUNTOS
Pulmón	11
Corazón	9
Maestro corazón	9
Bazo-Páncreas	21
Riñón	27
Hígado	14
Intestino grueso	20
Intestino delgado	19
Triple recalentador	23
Estómago	45
Vejiga	67
Vesícula biliar	44

A cada punto de un meridiano determinado se le adjudica un número según la dirección de la energía que tiene en este meridiano. Los meridianos se indican mediante abreviaturas, de forma que un punto concreto se identifica por un número seguido de la abreviatura del meridiano al que pertenece (ejemplo: 5V hace referencia al punto número 5 del Meridiano de Vejiga). Las abreviaturas de los meridianos que emplearemos son las siguientes:

MERIDIANO	ABREVIATURA
Pulmón	P
Corazón	C
Maestro corazón	MC
Bazo-Páncreas	BP
Riñón	R
Hígado	H
Intestino grueso	IG
Intestino delgado	ID
Triple recalentador	TR
Estómago	E
Vejiga	V
Vesícula biliar	VB

Además de estos meridianos pares, existen otros dos impares, que se extienden a lo largo de la línea media del cuerpo, por la parte anterior y posterior:

MERIDIANO	ABREVIATURA	NÚMERO DE PUNTOS
Meridiano de Vaso gobernador. Situado en la línea media dorsal.	VG	28
Meridiano de Vaso concepción. Situado en la línea media ventral.	VC	24

Al final del libro se adjuntan los esquemas de los puntos de los catorce meridianos.

Cada meridiano permite tratar diversos tipos de trastornos, tanto superficiales (de los músculos, tendones, articulaciones, etc.) como profundos (de los órganos), según sus características.

Los puntos deben localizarse lo más exactamente posible. Las distancias se miden con respecto a ciertas estructuras anatómicas fácilmente localizables, como el ombligo o un saliente óseo, y se refieren a la anchura del dedo pulgar del paciente.

Cada punto tiene múltiples funciones, por eso no debe extrañar que a veces se empleen puntos comunes para tratar enfermedades muy diferentes.

El origen y la circulación de la energía

Según la medicina tradicional china, la energía que utilizan los seres humanos para sus actividades tiene dos orígenes: el aire y los alimentos. Las personas captan esta energía y la metabolizan, es decir, la someten a una serie de cambios para poder utilizarla. Esta transformación se produce en lo que los orientales llaman los tres fogones, que hacen circular la energía, la controlan y eliminan los elementos líquidos o sólidos residuales. Los tres fogones son:

* El **fogón superior** se encuentra por encima del diafragma e incluye el corazón y los pulmones. Es el encargado de

captar la energía yang del aire y hacerla circular. El corazón se considera la sede de la energía mental, lo que nosotros atribuimos al cerebro.

* El **fogón medio** se localiza entre el diafragma y el ombligo e incluye el estómago y el bazo-páncreas. Se encarga de captar la energía yin de los alimentos y hacerla circular. Los alimentos contienen una energía que el estómago es capaz de absorber y hacer circular hacia el fogón superior, donde se purifica.

* El **fogón inferior** se extiende desde el ombligo hasta el ano e incluye el riñón, la vejiga, el intestino grueso, el intestino delgado, el hígado y la vesícula biliar. El riñón es la sede de la llamada energía ancestral que procede de los padres; es la única energía sobre la que la acupuntura y la digitopuntura no pueden actuar, aunque sí pueden protegerla. (Sería el equivalente al código genético en la medicina occidental.) El riñón también controla el agua del organismo. Este fogón se encarga básicamente de la eliminación de los residuos, es decir, tiene una función excretora.

Como vemos, el concepto oriental es diferente del occidental en tanto que considera las funciones vitales desde el punto de vista energético; sin embargo, podemos establecer correlaciones bastante exactas con los conceptos occidentales.

Esta energía captada del aire y de los alimentos y transformada en los fogones circula por los meridianos siguiendo un orden y un horario.

El orden es el siguiente:

Pulmón→Intestino grueso→Estómago→Bazo-Páncreas →Corazón→Intestino delgado→Vejiga→Riñón→Maestro corazón→Triple recalentador→Vesícula biliar→Hígado→ Pulmón.

El ciclo se inicia en el Meridiano de Pulmón a las tres de la madrugada y pasa unas dos horas en cada meridiano.

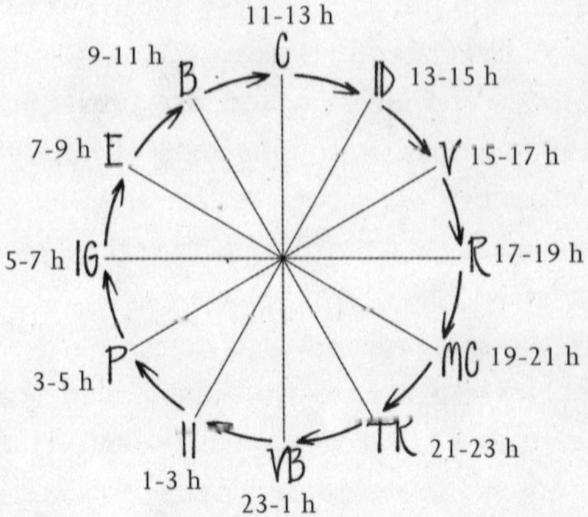

Cuando un meridiano se encuentra en su máxima circulación de energía, su complementario se encuentra en la mínima, y viceversa. Esto tiene una trascendencia práctica, ya que la mejor hora para tonificar (aumentar la energía) un meridiano es cuando la tiene al mínimo de forma natural; en cambio, la mejor hora para dispersar (disminuir la energía) un meridiano es cuando la tiene al máximo.

Las causas de las enfermedades

Según la medicina tradicional china, las enfermedades pueden ser producidas por tres tipos de causas:

* Las causas **externas** se deben a las llamadas energías perversas, que, aunque siempre están presentes, pueden afectar al individuo en ciertas circunstancias y producirle una enfermedad. Estas energías perversas son de seis tipos: viento, frío, calor de verano, humedad, sequedad y fuego (calor que no es de verano). La persona debe adaptarse a estos elementos climáticos pues de lo contrario enfermará, igual que si estos elementos son anormalmente intensos. Estas energías perjudiciales se introducen por la boca, la nariz o la piel. Cada energía perversa tiene sus características y da lugar a procesos patológicos característicos.

El *viento* es una energía perversa de tipo yang, por lo tanto, cuando penetra en el organismo, tiene tendencia a ascender y afecta sobre todo a la cabeza. Actúa con mayor frecuencia en primavera. Algunos trastornos típicos de una afección por viento son el dolor de cabeza, la obstrucción nasal, el dolor de garganta, el edema facial y la transpiración anormal. Estos trastornos se caracterizan por ser variables en sus síntomas y su evolución, por aparecer rápidamente, tener carácter migratorio y cambiar constantemente. Pueden ser enfermedades agudas y pasajeras, o crónicas con brotes agudos, como la urticaria. También puede dar lugar a rigidez y movimientos anormales, como ocurre en las convulsiones, los temblores, los espasmos o la parálisis facial. Las enfermedades producidas exclusivamente por el viento son raras y es más frecuente que se asocie a otra energía perversa. El viento penetra por la piel y permanece latente hasta que se añade otro viento u otra energía perversa y desencadena la enfermedad. La gravedad de los síntomas depende de la profundidad a la que penetra el viento.

El *frío* tiene características yin y afecta sobre todo en invierno. El exceso de yin a que da lugar debilita el yang del organismo y aparecen síntomas como escalofríos, extremidades frías, palidez, diarrea, y orina clara y abundante. Otros trastornos producidos por el frío son dolor fijo y sensación de entumecimiento de las extremidades.

El *calor de verano* es una energía perversa de carácter yang. Sólo afecta en verano en días muy cálidos. El calor consume la energía yin y produce síntomas como exceso de sudoración, sed, cansancio, escasez y concentración de orina, fiebre, inquietud, piel enrojecida, delirio, mareo, opresión torácica, náuseas, falta de apetito, diarrea y pesadez de las extremidades.

La *humedad* tiene características yin y da lugar a padecer sensación de opresión en la cabeza, sensación de plenitud en el estómago, opresión torácica, náuseas y vómitos. Las enfermedades dermatológicas son típicamente producidas por humedad. Suelen ser trastornos crónicos.

La *sequedad* suele afectar en otoño, aunque es una energía perversa poco frecuente. Consume los líquidos del organismo y afecta sobre todo al pulmón. Produce síntomas como piel seca y agrietada, sequedad de boca y nariz, dolor y sequedad de garganta y tos seca.

El *fuego* es una energía perversa de tipo yang. Produce fiebre alta, delirio, convulsiones, rigidez de nuca, hemorragias, supuración, úlceras y forúnculos. Se considera más bien una energía perversa que se origina como consecuencia de la evolución de las otras, es decir, que tiene un carácter interno, aunque su origen es externo.

* Las causas **internas** se deben a problemas psicoafectivos, estrés, etc., que desequilibran la energía interna y que pueden dar lugar a enfermedades. Existen siete elementos psicoafectivos capaces de originar enfermedades: alegría, ansiedad, melancolía, tristeza, miedo, temor y cólera. Son manifestaciones normales del individuo como respuesta a estímulos internos, pero puede ocurrir que el estímulo sea muy intenso o la persona no responda adecuadamente al mismo, lo cual puede ser causa de enfermedad, ya que altera la circulación de la energía. Cada factor emocional tiene un órgano diana sobre el que actúa preferentemente: la cólera afecta al hígado; el temor y la alegría, al corazón; la tristeza y la ansiedad, al pulmón; la melancolía, al bazo, y el miedo, al riñón.

* Las causas **variadas** incluyen traumatismos, mala digestión, abusos sexuales, etc.

Como factores coadyuvantes, la medicina china incluye una alimentación inadecuada en calidad y cantidad, el alcohol, las comidas grasas y picantes, el ayuno prolongado, los alimentos en malas condiciones, la falta de ejercicio físico, el exceso de actividad sexual y los traumatismos. Estos factores se suman a las energías perversas y favorecen la aparición de enfermedades.

El tratamiento que realizan los especialistas en medicina tradicional china es diferente según la causa de la enfermedad. Si se trata de una causa externa, el tratamiento debe orientarse a expulsar la energía perversa que ha penetrado en el organismo. Si la causa es interna, habrá que reforzar o reequilibrar la energía del individuo.

El diagnóstico de las enfermedades

La medicina china utiliza formas de diagnóstico diferentes de las que emplea la medicina occidental; no estudia a la persona como si estuviera dividida en múltiples órganos y sistemas, sino en su conjunto. Su objetivo es, ante todo, la prevención de las enfermedades, más que su curación. Antiguamente los chinos acudían al médico al principio de cada estación para que les examinara y fueran aconsejados sobre cómo mantener el organismo en buenas condiciones de salud.

Para ello, la medicina tradicional china cuenta, entre otros sistemas, con el examen del pulso, un examen que no tiene mucho que ver con el que practican los médicos occidentales para medir la frecuencia cardiaca. Sirve para estudiar el estado de los diferentes órganos, tanto de la persona sana como de la enferma, con objeto de saber si es necesario realizar algún tratamiento preventivo o curativo.

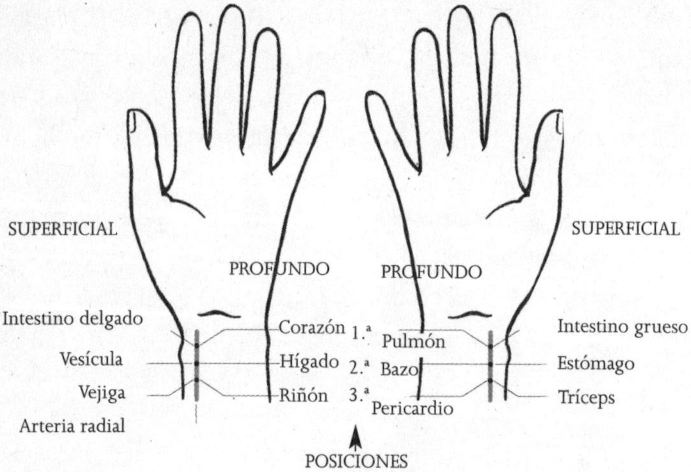

El pulso se toma en ambas muñecas, en tres puntos (cercano al pulgar, medio y cercano a la muñeca) y a dos niveles (superficial y profundo). Se colocan los tres dedos centrales de la mano sobre el lugar que muestra el dibujo y se ejerce una presión moderada para valorar el pulso superficial y otra más intensa para estudiar el pulso profundo. En cada posición, se analiza una serie de características que informan sobre el estado del órgano o la víscera correspondiente, puesto que a cada mano, punto y profundidad le corresponde, como indica el dibujo, una víscera u órgano.

Los especialistas analizan las características globales del pulso y comparan las que corresponden a todas las localizaciones. A partir de este estudio, identifican los órganos afectados o débiles y establecen la terapia adecuada. No analizaremos detalladamente estas características, puesto que solamente un profesional muy experimentado es capaz de comprenderlas y estudiarlas de forma adecuada. También se tiene en cuenta que en cada estación del año predomina un pulso y que el conjunto de los pulsos varía según la estación y según otras circunstancias fisiológicas.

LAS FORMAS DE TRATAMIENTO

Aparte de la acupuntura y la digitopuntura existen otras técnicas también muy empleadas, de forma exclusiva o combinadas entre sí. Las principales son: moxibustión, fitoterapia, masaje, tai chi, chi kung, dietoterapia y balneoterapia.

* La **moxibustión** consiste en la aplicación sobre los puntos de acupuntura (en la propia aguja o a cierta distancia de la piel) de un preparado de artemisa (moxa) ardiendo. Este tratamiento se incluye entre las técnicas de calorificación, es decir, que se emplea para calentar la energía en caso de que se encuentre débil.

* La **fitoterapia** es el empleo de plantas en diferentes formas para tratar enfermedades o prevenirlas. Junto con la acupuntura, es la forma más común de tratamiento tradicional. Sin embargo, las plantas empleadas en China son de origen local y no suelen encontrarse en países occidentales, excepto las más famosas. Algunas de ellas tienen propiedades tóxicas y deben ser empleadas sólo por profesionales cualificados.

* Las diversas formas de **masaje** se han extendido mucho en Occidente, especialmente para el tratamiento de las enfermedades de tipo óseo que producen dolor, y para facilitar la relajación en caso de síntomas producidos por el estrés.

* El **tai chi** y el **chi kung** son dos formas de ejercicio físico con propiedades terapéuticas actualmente bien conocidas en Occidente. Además de resultar una buena forma de hacer ejercicio, permiten conseguir una profunda relajación y favorecen el desarrollo del equilibrio tanto físico como mental.

* No cabe duda de que la **dietoterapia** es esencial en el tratamiento de muchas enfermedades, como la diabetes, la hipertensión, etc. Pero también puede emplearse para prevenir trastornos y mejorar la salud.

* La **balneoterapia** o tratamiento mediante el empleo del agua en forma de baños, duchas, ingesta, etc., también resulta muy eficaz, y se ha desarrollado mucho en Occidente, especialmente en caso de enfermedades de origen reumático y como tratamiento general del estrés.

Una combinación de varias técnicas según el gusto y las características de cada persona puede ser la manera ideal de conseguir una buena salud y evitar enfermedades.

INSTRUMENTOS Y TÉCNICAS DE ESTIMULACIÓN

La digitopuntura no requiere ningún instrumento, basta con uno o varios dedos, o el extremo de la uña, para estimular los puntos adecuados a cada tratamiento. Sin embargo, para concentrar la presión o ejercerla en ciertos puntos (los que se encuentran sobre un hueso, por ejemplo) puede emplearse el extremo superior de un bolígrafo, especialmente si es de los que tienen una especie de bolita (como los de cuatro colores). Con la práctica, cada uno debe averiguar la forma de estimular los puntos que mejor se adapta a sus necesidades.

Existen varias formas de actuar sobre los puntos de digitopuntura. La técnica más empleada es ejercer una presión intensa (casi hasta sentir dolor) en el punto con el extremo del dedo, la uña o el bolígrafo durante dos o tres minutos. El dedo debe retirarse de forma lenta, no de golpe. Ésta es la forma de tratamiento que emplearemos en este libro.

En ocasiones se puede optar por el masaje lento de la zona donde se encuentra el punto empleando la palma de la mano o las yemas de los dedos; la presión de masaje debe ser también intensa. Esta técnica se emplea especialmente cuando se trata de aliviar la tensión muscular asociada al trastorno.

Otras veces, resulta útil frotar con energía la zona del punto. Esta forma de estimulación es eficaz sobre todo cuando conviene estimular la circulación sanguínea o linfática y tonificar la piel.

Golpear de forma rápida con la punta del dedo la zona del punto es otra forma de actuar sobre él. Es una forma especialmente intensa de estimular el punto, que no debe emplearse cuando lo que conviene es relajar las estructuras musculares tensas.

Es aconsejable iniciar la sesión de digitopuntura en un entorno tranquilo y relajado, en una postura cómoda y después de unos minutos de relajación. En estas condiciones, su eficacia será mayor, puesto que se añadirá un factor ajeno a la técnica: la relajación. Sin embargo, nada impide emplear la digitopuntura en otras situaciones, incluso de gran tensión.

La experiencia individual es la mejor consejera a la hora de averiguar la mejor forma de estimular los puntos adecuados para tratar un trastorno determinado. Las personas que deciden aliviar sus dolencias, prevenir posibles trastornos o simplemente mantenerse en buena salud mediante la digitopuntura deben experimentar diversas formas de tratamiento hasta encontrar la más adecuada a su caso particular. También deben probar diversos puntos de la lista hasta encontrar los que se adaptan mejor a su problema.

RITMO Y DURACIÓN DE LAS SESIONES

El ritmo de las sesiones de digitopuntura depende del objetivo del tratamiento. Si se trata de aliviar un trastorno agudo, aunque puntual, como el dolor de cabeza, una sola sesión puede ser suficiente. Las enfermedades de mayor duración (como un resfriado) suelen requerir una sesión diaria durante varios días. Si se trata de una enfermedad crónica (artrosis, por ejemplo) es recomendable realizar una sesión diaria de forma permanente, a pesar de la desaparición de los síntomas, pero puede ser suficiente con dos o tres sesiones semanales.

Las personas que realizan sesiones de digitopuntura para mejorar su salud y evitar las enfermedades pueden hacer dos o tres sesiones a la semana, aunque lo ideal es una sesión diaria.

Algunas personas necesitan estimular muchos puntos para aliviar sus dolencias. Esto aumenta la duración de las sesiones. No es recomendable que una sesión dure más de una hora al día.

INDICACIONES Y CONTRAINDICACIONES

Para prevenir enfermedades, la digitopuntura adquiere su máxima eficacia siempre que se aplique de forma adecuada y regular. En este sentido, su efecto se potencia si se asocia a otros métodos preventivos de carácter general: relajación, ejercicio físico moderado, yoga, dieta adecuada... Lo ideal es pedir consejo a un especialista en medicina tradicional china capaz de hacer un diagnóstico correcto del estado del organismo y dar unas indicaciones adecuadas sobre las necesidades de la persona que consulta. Sin embargo, las personas que no desean realizar esta consulta pueden aplicar el método de la digitopuntura por su cuenta, con unos conocimientos básicos de su funcionamiento y unas nociones de sus propios puntos débiles en cuanto a salud.

Pero esta técnica también es eficaz para aliviar síntomas leves, especialmente si se acompañan de dolor. Es comprensible que las enfermedades puntuales sean más fáciles de tratar que las crónicas; en estos casos será necesario perseverar en el tratamiento quizá durante mucho tiempo, así como asociar otros métodos terapéuticos.

En cuanto al tratamiento de enfermedades graves, nuestra

opinión es que no deben tratarse sólo con digitopuntura, ya que su eficacia es muy limitada en estos casos. La base del tratamiento debe ser la medicina clásica occidental (cirugía, medicamentos, radioterapia, etc.), pero puede asociarse una sesión diaria de digitopuntura para ayudar a aliviar los síntomas, contrarrestar los efecos secundarios de los medicamentos y favorecer la respuesta curativa del organismo.

A pesar de la inocuidad de la digitopuntura, no todos los puntos pueden estimularse siempre.

Nunca debe estimularse un punto que se encuentra en una zona que ha sufrido una quemadura o una herida. Las cicatrices recientes tampoco deben presionarse. También debe actuarse con precaución ante una enfermedad cutánea.

En general, puede ser peligroso utilizar la digitopuntura en personas que padecen una hipertensión grave o una enfermedad cardiaca grave.

Durante el embarazo la estimulación de algunos puntos, como por ejemplo el 4IG, 3H, 60V, 6BP, 9BP y 21VB, puede favorecer las contracciones del útero y, por lo tanto, favorecer el aborto en personas con alguna predisposición al mismo. Nunca deben estimularse en caso de embarazo. En caso de que la mujer se encuentre en periodo de lactancia tampoco deben estimularse los puntos 4VC y 6VC.

No es conveniente realizar la sesión de digitopuntura con el estómago lleno o después de ingerir alcohol.

Indicaremos las diversas contraindicaciones en cada ocasión al hablar de los distintos tratamientos.

EL TRATAMIENTO DE LOS TRASTORNOS MÁS COMUNES

A continuación, describiremos el tratamiento mediante digitopuntura de algunos trastornos frecuentes ordenados alfabéticamente. Se observará que la estimulación del mismo punto se utiliza para aliviar más de un trastorno. Esto se debe a que cada punto tiene numerosas acciones, por lo tanto, no debe sorprender. Los puntos que se citan a lo largo de este capítulo pueden visualizarse en los dibujos que se adjuntan al final del libro.

ACIDEZ O DOLOR DE ESTÓMAGO

Las causas de la acidez de estómago son muchas y variadas. Desde una leve indigestión hasta una úlcera gástrica, e incluso, un cáncer de estómago pueden producir molestias más o menos intensas en este órgano tan sensible también a los trastornos emocionales.

Entre las causas más frecuentes de malestar gástrico debemos considerar una alimentación inadecuada (comer demasiado deprisa o en exceso), la ingesta de comidas muy grasas o especiadas, el exceso de alcohol y el estrés. Pero la misma molestia puede deberse a trastornos más graves, como una gastritis, una úlcera, e incluso, un cáncer de estómago. Si se conoce la causa (hemos asistido a una comilona, hemos bebido mucho alcohol, etc.) y las molestias son esporádicas, no es probable que el dolor se deba a una enfermedad importante. Sin embargo, si el dolor aparece sin causa aparente o empeora a lo largo del tiempo, conviene someterse lo antes posible a un examen médico para buscar su origen.

Según la medicina tradicional china, el ardor de estómago puede deberse a un exceso de calor en el estómago o al estancamiento de los alimentos.

Los puntos indicados para aliviar este molesto trastorno son los siguientes:

6MC: se encuentra en el centro de la cara interna del antebrazo, a dos anchuras de pulgar del pliegue de la muñeca.

4BP: se encuentra en la cara interna del pie, en el borde anteroinferior del primer metatarsiano.

36E: se encuentra tres anchuras de pulgar por debajo de la punta de la rótula y una anchura de pulgar por fuera de la tuberosidad de la tibia.

41E: se halla en el centro de la parte anterior del tobillo.

43E: se encuentra en el dorso del pie, en la parte superior del surco que hay entre el segundo y el tercer metatarsiano.

44E: se encuentra en el dorso del pie, en la parte inferior del surco que hay entre el segundo y el tercer metatarsiano.

23V: se encuentra en la parte baja de la espalda, a 1,5 anchuras de pulgar de la columna vertebral, a la altura de la cintura (borde inferior de la segunda vértebra lumbar).

52V: se encuentra a tres anchuras de pulgar de la columna vertebral, a la altura de la cintura (borde inferior de la segunda vértebra lumbar).

6VC: se encuentra a 1,5 anchuras de pulgar por debajo del ombligo, en la línea media del cuerpo, entre el ombligo y el hueso del pubis. Este punto no debe estimularse en mujeres en periodo de lactancia.

12VC: se encuentra a cuatro anchuras de pulgar por encima del ombligo, en la línea media del cuerpo, entre el ombligo y la punta del esternón.

Todos estos puntos pueden estimularse para el alivio del dolor o ardor de estómago, pero puede ser suficiente con uno o dos de ellos. Deben iniciarse las sesiones lo antes posible a partir del momento en que se inicie el ardor o el dolor. También pueden emplearse como método de prevención en caso de situación favorecedora.

Acné

Este trastorno cutáneo no suele revestir gravedad, pero constituye un verdadero suplicio para multitud de adolescentes y jóvenes, que ven su rostro afeado por estos horribles «granos». Por lo tanto, es un problema que no debe subestimarse.

Existen múltiples factores que contribuyen a la aparición y desarrollo del acné: alteraciones hormonales propias de la adolescencia, ciertos alimentos (sobre todo grasas, chocolate, azúcar, productos lácteos, café), trastornos emocionales, estrés, vida sedentaria... Estos factores, y quizá otros que se desconocen, favorecen la obstrucción de las glándulas sebáceas y su posterior infección. El resultado es una comezón, un grano o una pústula en la cara, el tórax o la espalda.

Existen multitud de preparados para eliminar el acné, algunos de ellos recetados especialmente por el dermatólogo en los casos más graves. Sin embargo, el tratamiento de este trastorno debe ser global: una dieta adecuada, rica en fibras vegetales y pobre en carnes, grasas y azúcares, ejercicio al aire libre, limpieza a fondo de la piel con un jabón bactericida y terapia de relajación. Además, pueden asociarse uno o varios puntos de digitopuntura:

17ID: se encuentra en la cara, por debajo del lóbulo de la oreja, detrás de la mandíbula y delante del músculo esternocleidomastoideo.

17TR: se encuentra detrás del lóbulo de la oreja, en la hendidura que hay delante del hueso de la cabeza (apófisis mastoides).

2E: se encuentra en la cara, en la vertical que pasa por el centro de la pupila, a una anchura de pulgar del reborde inferior del hueso de la órbita ocular.

3E: se encuentra en la cara, en la vertical que pasa por el centro de la pupila, a nivel del borde inferior de la aleta de la nariz.

36E: se encuentra tres anchuras de pulgar por debajo de la punta de la rótula y una anchura de pulgar por fuera de la tuberosidad de la tibia.

10V: se encuentra en la nuca, por debajo del hueso occipital, a 1,3 anchuras de pulgar a ambos lados de la columna vertebral.

23V: se encuentra en la parte baja de la espalda, a 1,5 anchuras de pulgar de la columna vertebral, a la altura de la cintura (borde inferior de la segunda vértebra lumbar).

52V: se encuentra a tres anchuras de pulgar de la columna vertebral, a la altura de la cintura (borde inferior de la segunda vértebra lumbar).

Todos estos puntos pueden utilizarse para el tratamiento del acné, pero puede ser suficiente con uno o dos de ellos. Si el acné es importante, conviene realizar sesiones diarias. Cuando desaparezca o se alivie, pueden espaciarse. Es conveniente mantener una o dos sesiones a la semana como método preventivo.

Alergia

La alergia puede manifestarse de múltiples maneras y en diversos sistemas orgánicos: asma, rinitis alérgica, alergia alimentaria, urticaria, eccema, etc. Sin embargo, su mecanismo siempre es el mismo, una excesiva sensibilidad hacia una sustancia no necesariamente perjudicial. Esta hipersensibilidad hace que se produzca una reacción más o menos intensa ante el contacto o la entrada en el cuerpo de la sustancia en cuestión.

Existe una infinidad de productos o elementos naturales o artificiales a los que una persona puede ser alérgica, aunque algunos producen alergia con mayor frecuencia que otros. El polvo, los pequeños ácaros de las casas, el polen, ciertos alimentos, los pelos o la caspa de ciertos animales, los medicamentos, etc., son algunos de las más frecuentes.

Generalmente, resulta bastante difícil averiguar la sustancia concreta a la que una persona tiene alergia, a pesar de que la ciencia médica dispone de bastantes pruebas para ello. Si se descubre, es posible realizar un tratamiento de deshabituación que elimine la alergia de forma definitiva, pero esto suele ocurrir en muy pocos casos. Lo más frecuente es que la persona alérgica reciba un tratamiento antihistamínico cuando aparecen las manifestaciones u otro tipo de tratamiento, según sus síntomas.

La digitopuntura puede ser muy eficaz para aliviar y evitar la aparición de los síntomas alérgicos. Debe iniciarse inmediatamente cuando aparece el primer síntoma, e incluso antes, si la persona sabe que en determinado periodo del año, por ejemplo en primavera, empezará a manifestarse su alergia. Si se inicia en este periodo, el tratamiento con digitopuntura puede evitar la aparición del trastorno.

Trataremos de forma específica algunas manifestaciones alérgicas con entidad propia, como el asma o la rinitis alérgica. Los puntos de carácter general que más se emplean para cualquier tipo de alergia son los siguientes:

4IG: se encuentra en la mano, en el hueco que hay entre el metacarpiano del pulgar y el del índice, por la cara dorsal. No debe estimularse durante el embarazo, ya que puede producir contracciones uterinas que favorezcan el aborto.

11IG: se encuentra en la parte externa del codo, donde termina el pliegue que se forma al doblar el brazo.

5TR: se encuentra en la cara anterior del antebrazo, a dos anchuras de pulgar por encima del pliegue de la muñeca, entre los dos huesos (el cúbito y el radio).

36E: se encuentra a tres anchuras de pulgar por debajo de la punta de la rótula y a una anchura de pulgar por fuera de la tuberosidad de la tibia.

27R: se encuentra en el tórax, por debajo de la parte interna de la clavícula, entre ésta y la primera costilla, junto al esternón.

10V: se encuentra en la nuca, por debajo del hueso occipital, a 1,3 anchuras de pulgar a ambos lados de la columna vertebral.

3H: se encuentra en el pie, en el espacio entre el primero y segundo metatarsiano. No debe estimularse durante el embarazo.

6VC: se encuentra a 1,5 anchuras de pulgar por debajo del ombligo, en la línea media del cuerpo, entre el ombligo y el hueso del pubis. Este punto no debe estimularse en mujeres en periodo de lactancia.

Todos estos puntos pueden utilizarse para evitar o aliviar los síntomas de la alergia, aunque puede ser suficiente con uno o dos de ellos. Pueden asociarse los puntos específicos según el tipo de alergia.

ANSIEDAD

Cierto grado de ansiedad esporádica puede considerarse normal, no obstante, cada vez son más las personas que la padecen a niveles importantes, incluso hasta llegar al ataque de pánico. Las preocupaciones laborales, el estrés de la vida cotidiana, la insatisfacción general de nuestro estilo de vida cada vez más alejado de la naturaleza, la avalancha de actividades diferentes a las que nos sometemos diariamente, una enfermedad personal o familiar y muchos otros factores pueden ser responsables o contribuir a la aparición de la ansiedad.

No cabe duda de que la mejor forma de enfrentarse a este trastorno es un enfoque global. En primer lugar, es necesario examinar sus causas inmediatas y profundas (problemas emocionales no resueltos, traumas infantiles, etc.); se trata de una etapa importante que puede realizarse en solitario o con la ayuda de un profesional de la psicología. Varios periodos al año de retiro en solitario pueden ser de gran ayuda. En segundo lugar, conviene solucionar los problemas identificados. Estos dos pasos son muy fáciles de enumerar pero muy difíciles de seguir, puesto que no resulta nada fácil ni identificar la causa ni eliminarla. Sin embargo, son muchas las personas que lo consiguen si se deciden realmente a ello. La digitopuntura puede resultar de gran ayuda en este proceso, pero no debe considerarse como el único tratamiento; otras terapias que favorecen la relajación pueden asociarse a ella: yoga, meditación, tai chi, chi kung, masajes, paseos al aire libre a pie o en bicicleta, etc. También es muy importante aprender a respirar correctamente; durante una crisis de ansiedad, generalmente se respira de forma superficial; la concentración en la respiración y el aumento de la profundidad de la misma son muy útiles para relajarse y aliviar los síntomas.

Los puntos útiles son los siguientes:

7C: se encuentra en la cara interna del pliegue de la muñeca (del lado del dedo meñique).

3MC: se encuentra en el centro del pliegue del codo, en el borde interno del tendón del bíceps.

6MC: se encuentra en el centro de la cara interna del antebrazo, a dos anchuras de pulgar del pliegue de la muñeca.

15TR: se encuentra en el hombro, a nivel de la primera vértebra dorsal y a cuatro anchuras de pulgar de la columna vertebral.

10V: se encuentra en la nuca, por debajo del hueso occipital, a 1,3 anchuras de pulgar a ambos lados de la columna vertebral.

17VC: se encuentra en la línea media anterior del cuerpo, a nivel de los pezones, sobre el esternón.

En caso de sufrir un ataque de ansiedad, lo mejor es estimular el punto 17VC, muy activo, mientras se concentra la atención en la respiración, lenta y profunda. Las personas que padecen con frecuencia ansiedad pueden establecer sus propias sesiones de digitopuntura combinando todos o algunos de estos puntos, y repetir las sesiones dos o tres veces a la semana para evitar la reaparición del trastorno.

Artritis y artrosis

La digitopuntura es muy útil para aliviar el dolor, al igual que la acupuntura, y esto la convierte en una herramienta especialmente adecuada para luchar contra los problemas articulares, ya sean inflamatorios (artritis) o degenerativos (artrosis).

Estas enfermedades, algunas propias de la edad, como la artrosis, dan lugar en muchas ocasiones a un abuso de medicamentos contra el dolor, que tienen efectos secundarios a menudo considerables y, además, sólo alivian temporalmente los síntomas, de manera que el afectado debe tomarlos de forma más o menos continuada si quiere encontrarse libre de molestias. Esta situación no es en absoluto deseable, pero la medicina occidental no puede hacer mucho más.

El enfoque global del problema incluye una dieta adecuada y la práctica de ejercicio físico moderado. El dolor puede resultar un problema a la hora de hacer ejercicio, pero es muy importante, excepto en caso de inflamación aguda de una articulación o en otros casos especiales que el médico indicará. El simple hecho de andar durante al menos media hora diaria resulta eficaz, así como practicar natación o algún deporte suave, como el tai chi, el chi kung o el yoga, cada uno según sus posibilidades.

Los puntos activos para aliviar el dolor articular son los siguientes:

4IG: se encuentra en la mano, en el hueco que hay entre el metacarpiano del pulgar y el del índice, por la cara dorsal. Este punto no debe estimularse nunca durante el embarazo, ya que puede producir contracciones uterinas que favorezcan el aborto.

11IG: se encuentra en la parte externa del codo, donde termina el pliegue que se forma al doblar el brazo.

5TR: se encuentra en la cara anterior del antebrazo, a dos anchuras de pulgar por encima del pliegue de la muñeca, entre los dos huesos (el cúbito y el radio).

36E: se encuentra a tres anchuras de pulgar por debajo de la punta de la rótula y a una anchura de pulgar por fuera de la tuberosidad de la tibia.

20VB: se encuentra en la nuca y está situado debajo del hueso occipital, a tres anchuras de pulgar de la columna vertebral.

Conviene realizar sesiones diarias e incluso varias veces al día en caso de dolor importante. Se emplean todos los puntos, aunque pueden ser eficaces uno o dos, según el enfermo. Si la enfermedad hace tiempo que está establecida, el alivio puede tardar unos meses en hacerse sentir de forma ostensible.

Asma

Otra de las enfermedades que la digitopuntura puede aliviar en gran medida es el asma, tanto de origen alérgico como no alérgico. Esta enfermedad se produce debido a una constricción de aparición brusca de los pequeños bronquios. Esta constricción dificulta el paso del aire, especialmente durante la espiración, es decir, cuando sale de los pulmones. La crisis de asma se manifiesta por una dificultad respiratoria y la emisión de un sonido característico, como un silbido, que recibe el nombre de sibilancia.

La medicina occidental dispone de muchos medicamentos para aliviar e incluso evitar las crisis asmáticas pero, como todos los medicamentos, poseen efectos secundarios nada despreciables. Sin embargo, su uso es necesario, así como el control de la enfermedad por un médico especialista. Esto no significa que no se puedan asociar varias técnicas alternativas, como la digitopuntura, para complementar y, si es posible, llegar a sustituir poco a poco a estos medicamentos.

Según la medicina tradicional china, el asma se debe a una debilidad de los pulmones y los riñones (siempre considerados desde el punto de vista energético) asociada a la entrada de las energías perversas viento y frío. Su tratamiento ofrece muchas variantes y suele ser eficaz.

Los puntos que debemos considerar para su tratamiento son los siguientes:

1P: se encuentra en el pecho, a seis anchuras de pulgar de la línea media del mismo y a 1,6 anchuras de pulgar por debajo de la clavícula.

9P: se encuentra en el pliegue de la muñeca, donde se siente latir la arteria que sirve para tomar el pulso (arteria radial).

10P: se encuentra en la palma de la mano, en el centro del metacarpiano del dedo pulgar.

4IG: se encuentra en la mano, en el hueco que hay entre el metacarpiano del pulgar y el del índice, por la cara dorsal. Este punto no debe estimularse durante el embarazo, ya que puede producir contracciones uterinas que favorezcan el aborto.

27R: se encuentra en el tórax, por debajo de la parte interna de la clavícula, entre ésta y la primera costilla, junto al esternón.

13V: se encuentra en la espalda, a 1,5 anchuras de pulgar de la columna vertebral, en la horizontal que pasa por la parte inferior de la tercera vértebra dorsal.

23V: se encuentra en la parte baja de la espalda, a 1,5 anchuras de pulgar de la columna vertebral, a la altura de la cintura (borde inferior de la segunda vértebra lumbar).

En caso de ataque grave, además de utilizar los medicamentos habituales y pedir ayuda médica, se puede actuar sobre el punto 13V, muy eficaz para aliviar el asma en estos casos. Para evitar la aparición de las crisis, cada paciente puede confeccionarse sus propias sesiones de digitopuntura con varios puntos activos y realizarlas dos o tres veces a la semana.

Caída del cabello

La caída del cabello es un verdadero problema para muchas personas, especialmente para los hombres. El pelo sigue un ciclo de crecimiento que incluye una fase de caída, pero la acentuación de este proceso da lugar a la aparición progresiva de la calvicie.

Existen algunas causas patológicas de caída del cabello, especialmente ciertas enfermedades del cuero cabelludo, algunas de las cuales, sobre todo las infecciosas, tienen un tratamiento que permite la regeneración del cabello. En el caso de los hombres, la predisposición familiar parece ser un factor importante en la aparición de la calvicie, asociada a un factor de tipo hormonal.

Una de las causas más desagradables de calvicie es el tratamiento quimioterápico, es decir, la aplicación de medicamentos destinados al tratamiento del cáncer. Estos fármacos tienen una toxicidad elevada, puesto que las células que deben eliminar forman parte del propio organismo y, por lo tanto, son muy parecidas a las células sanas, que también sufren al verse expuestas al tratamiento. Muchos de estos medicamentos producen adelgazamiento y pérdida de brillo del cabello con posterior caída bastante brusca. Sin embargo, la calvicie que producen no es permanente y una vez terminado el tratamiento, el pelo vuelve a crecer sano y robusto como antes.

Existen múltiples tratamientos para tratar la caída del cabello, desde medicamentos (minoxidil), hasta implantes. La digitopuntura puede colaborar con la estimulación periódica de estos tres puntos:

3R: se encuentra en la cara interna del pie, por detrás del hueso que sobresale en el tobillo.

16V: se encuentra en la espalda, a 1,5 anchuras de pulgar de la columna vertebral, en la horizontal que pasa por el borde inferior de la sexta vértebra dorsal.

23V: se encuentra en la parte baja de la espalda, a 1,5 anchuras de pulgar de la columna vertebral, a la altura de la cintura (borde inferior de la segunda vértebra lumbar).

Deben realizarse sesiones diarias estimulando estos tres puntos si la caída del cabello es importante y sesiones más espaciadas (dos o tres veces a la semana) si es moderada. También puede utilizarse este tratamiento para prevenir la calvicie, en cierto grado.

Calambre

Los médicos occidentales no suelen hacer mucho caso de los calambres, estas molestas contracciones de ciertos músculos que a menudo son muy dolorosas y pueden aparecer incluso por la noche. También los deportistas los conocen, ya que es frecuente su aparición durante o después de un ejercicio intenso.

Se conocen poco las causas reales de los calambres, debido a que generalmente no revisten gravedad, pero se sabe que algunos factores pueden favorecer su aparición, como la tensión muscular, el desequilibrio iónico de la sangre, el exceso de sal en la alimentación o la falta de calcio. Para la medicina china, los calambres se deben a un estancamiento de la energía y la sangre en la zona del calambre.

Para aliviar un calambre, lo primero que hay que hacer es extender el miembro en sentido contrario a la contracción, intentando que el músculo contraído se estire. Por ejemplo, si el calambre afecta a la pantorrilla, conviene dirigir la punta del pie hacia arriba, para tensar los músculos gemelos agarrotados. Al mismo tiempo, puede presionarse un punto de digitopuntura muy eficaz, el 26VG, que hace desaparecer el calambre rápidamente.

Los puntos activos para prevenir o aliviar los calambres son los siguientes:

4IG: se encuentra en la mano, en el hueco que hay entre el metacarpiano del pulgar y el del índice, por la cara dorsal. Este punto no debe estimularse nunca durante el embarazo, ya que puede producir contracciones uterinas que favorezcan el aborto. Está indicado especialmente en caso de calambre en la mano, por ejemplo, al escribir durante mucho tiempo (calambre del escribiente).

40V: se encuentra en el centro del pliegue posterior de la rodilla. Se localiza con la pierna ligeramente doblada.

57V: se encuentra en la parte posterior de la pierna, en el surco que hay entre los dos músculos gemelos. Está indicado en los calambres de las pantorrillas.

3H: se encuentra en el pie, en el espacio entre el primero y el segundo metatarsiano. No debe estimularse durante el embarazo.

34VB: se encuentra en la parte externa de la rodilla, a dos anchuras de pulgar por debajo de la línea articular, por debajo y por delante de la cabeza del hueso peroné.

26VG: se encuentra en la línea media de la cara, debajo de la nariz, en la unión del tercio medio con el tercio inferior del surco que va de la nariz al labio superior.

Las personas que padecen calambres con mucha frecuencia pueden utilizar varios de estos puntos en sesiones diarias o dos o tres veces a la semana, según los resultados obtenidos. Durante el calambre, se emplea sobre todo el 26VG y el punto específico (57V en caso de calambre en la pantorrilla o 4IG en caso de sufrirlo en la mano).

Catarro

El catarro o resfriado es una infección producida por un virus, o al menos eso es lo que nos dicen los médicos occidentales. Pero, entonces, ¿por qué unas personas se resfrían continuamente y otras casi nunca? Esta realidad nos hace pensar que existen otros factores que influyen sobre el organismo y favorecen la acción del virus: agotamiento, depresión, estrés...

La medicina tradicional china considera el resfriado como la entrada de energías perversas, el viento, el frío y la humedad, que pueden afectar al organismo cuando existe una debilidad interna.

El catarro puede dar lugar a gran variedad de síntomas molestos: obstrucción y goteo nasal, estornudos, dolor de cabeza, tos, dolor de garganta, fiebre, lagrimeo, malestar general, y no hay casi nada que se pueda hacer que no sea esperar que pase y tomar algún medicamento o remedio casero para aliviar los síntomas.

La digitopuntura puede evitar que se presente el resfriado si se inicia el tratamiento lo antes posible, al notar los primeros síntomas, y también puede acortar la duración y aliviar los síntomas cuando el catarro ya se ha establecido.

Los puntos que deben tratarse para evitar o aliviar el resfriado son los siguientes:

7P: se encuentra en la parte inferior del antebrazo, cerca de la muñeca en su cara externa, a dos anchuras de pulgar del pliegue de la muñeca, por encima de la arteria que se emplea para tomar el pulso (arteria radial).

4IG: se encuentra en la mano, en el hueco que hay entre el metacarpiano del pulgar y el del índice, por la cara dorsal. Este punto no debe estimularse durante el embarazo, ya que puede producir contracciones uterinas que favorezcan el aborto.

11IG: se encuentra en la parte externa del codo, donde termina el pliegue que se forma al doblar el brazo.

20IG: se encuentra en la cara, a media anchura de pulgar de la nariz, en la horizontal que pasa por el borde inferior de la nariz.

3E: se encuentra en la cara, en la vertical que pasa por el centro de la pupila, a nivel del borde inferior del ala de la nariz.

27R: se encuentra en el tórax, por debajo de la parte interna de la clavícula, entre ésta y la primera costilla, junto al esternón.

2V: se encuentra en la cara, en el extremo interno de la ceja, donde ésta se une con el puente de la nariz.

20VB: se encuentra en la nuca, por debajo del hueso occipital, a tres anchuras de pulgar de la columna vertebral.

14VG: se encuentra en la línea media posterior del cuerpo, en la espalda, en la parte inferior de la séptima vértebra dorsal.

16VG: se encuentra en la línea media posterior de la cabeza, a una anchura de pulgar por encima de la raíz del cabello.

Conviene actuar sobre varios de estos puntos en cuanto se sienta el primer indicio de resfriado, e incluso para prevenirlo si se ha estado sometido a una situación de riesgo, como el frío, la humedad, etc.

Ciática

El ciático es un nervio muy grueso que sale de la columna vertebral lumbar y recorre toda la pierna. Cuando existe un problema en las vértebras lumbares o en el disco intervertebral, este nervio puede quedar comprimido en su salida de la médula espinal y entonces se produce la ciática.

Se trata de un dolor muy intenso que se inicia en la zona baja de la espalda y se extiende a lo largo del muslo, la parte externa y posterior de la pierna y a veces llega hasta el pie. Este dolor impide generalmente el movimiento, o lo dificulta mucho, y puede acompañarse de trastornos de la sensibilidad de la piel.

La ciática puede ser una enfermedad pasajera, que dura una o dos semanas y desaparece espontáneamente, pero muchos enfermos la padecen de forma repetitiva. En ocasiones, el dolor no disminuye y los trastornos de la sensibilidad y del movimiento aumentan: puede ser necesaria una intervención quirúrgica de urgencia para descomprimir el nervio.

La cirugía es la solución definitiva para evitar estos episodios dolorosos cuando son muy frecuentes o graves, pero la mayoría de los pacientes sufre crisis leves que ceden con reposo y un tratamiento analgésico y antiinflamatorio. El reposo es un aspecto muy importante del tratamiento, ya que el movimiento sigue inflamando la zona y la curación se retrasa.

Siempre conviene que un médico examine al enfermo de ciática, para que valore si existen lesiones importantes del nervio que requieran una actuación urgente. En cualquier caso, la digitopuntura puede contribuir al alivio del dolor mediante la estimulación de los siguientes puntos:

23V: se encuentra en la parte baja de la espalda, a 1,5 anchuras de pulgar de la columna vertebral, a la altura de la cintura (borde inferior de la segunda vértebra lumbar).

26V: se encuentra en la parte baja de la espalda, a 1,5 anchuras de pulgar de la columna vertebral, en la horizontal que pasa por el borde inferior de la quinta vértebra lumbar.

52V: se encuentra a tres anchuras de pulgar de la columna vertebral, a la altura de la cintura (borde inferior de la segunda vértebra lumbar).

53V: se encuentra en la parte superior de la nalga, a tres anchuras de pulgar de la columna vertebral.

40V: se encuentra en el centro del pliegue posterior de la rodilla. Se localiza con la pierna ligeramente doblada.

57V: se encuentra en la parte posterior de la pierna, en el surco que hay entre los dos músculos gemelos.

60V: se encuentra en la cara externa del pie, entre el hueso que sobresale en el tobillo y el tendón de Aquiles. No debe estimularse durante el embarazo.

30VB: se encuentra en la parte lateral de la nalga, en una depresión situada por detrás de la parte superior del fémur. Se localiza con la pierna doblada.

31VB: se encuentra en la parte externa del muslo, a siete anchuras de pulgar por encima del pliegue de la rodilla.

34VB: se encuentra en la parte externa de la rodilla, a dos anchuras de pulgar por debajo de la línea articular, por debajo y por delante de la cabeza del hueso peroné.

39VB: se encuentra en la cara externa de la pierna, a tres anchuras de pulgar por encima del hueso que sobresale en el tobillo.

En cuanto aparezca el dolor, hay que iniciar inmediatamente las sesiones de digitopuntura, además del tratamiento médico adecuado. En la fase aguda, deben realizarse varias sesiones al día. Las personas que padecen episodios de ciática de vez en cuando pueden realizar sesiones esporádicas para evitar su aparición.

Codo de tenista

La articulación del codo es especialmente sensible a los pequeños traumatismos producidos por una actividad repetitiva, como jugar al tenis, escribir con el ordenador, llevar una pesada maleta durante muchas horas al día, cargar con un niño durante mucho rato, etc. Éstas y otras actividades pueden lesionar los ligamentos y las delicadas estructuras que rodean la articulación y dar lugar a una inflamación que corrientemente recibe el nombre de codo de tenista, aunque no es en absoluto exclusiva de estos deportistas.

El dolor suele ser la única manifestación clínica, pero dificulta el movimiento y además se prolonga durante mucho tiempo, sobre todo si no se deja de realizar la actividad que lo ha producido. Las infiltraciones de antiinflamatorios que suelen proponer los médicos sólo resuelven temporalmente el problema y tienen, como todos los medicamentos, efectos secundarios.

La digitopuntura puede emplearse como complemento del reposo del miembro afectado, así como para evitar la aparición de los síntomas en personas especialmente propensas a este trastorno.

Los puntos aconsejados son los siguientes:

4IG: se encuentra en la mano, en el hueco que hay entre el metacarpiano del pulgar y el del índice, por la cara dorsal. Este punto no debe estimularse durante el embarazo, ya que puede producir contracciones uterinas que favorezcan el aborto.

10IG: se encuentra en la parte externa del antebrazo, a dos anchuras de pulgar por debajo del pliegue del codo. Se localiza con el brazo un poco flexionado.

11IG: se encuentra en la parte externa del codo, donde termina el pliegue que se forma al doblar el brazo.

12IG: se encuentra en la parte externa del brazo, a una anchura de pulgar del pliegue del codo. Conviene localizarlo con el brazo doblado.

5TR: se encuentra en la cara anterior del antebrazo, a dos anchuras de pulgar por encima del pliegue de la muñeca, entre los dos huesos (el cúbito y el radio).

34VB: se encuentra en la parte externa de la rodilla, a dos anchuras de pulgar por debajo de la línea articular, por debajo y por delante de la cabeza del hueso peroné.

Todos o algunos de estos puntos deben estimularse una o dos veces al día durante la enfermedad. Las personas propensas al codo de tenista pueden realizar una o dos sesiones semanales para evitar su aparición.

Colon irritable

El colon irritable es un trastorno de origen psicosomático que consiste en la aparición de diarrea, estreñimiento o alternancia de ambos trastornos, así como molestias abdominales de diverso tipo. Las personas afectadas suelen estar muy pendientes de su aparato digestivo y suelen atribuir a los alimentos que comen los trastornos que padecen. En realidad, no existe ninguna alteración orgánica en su aparato digestivo, se trata de un trastorno funcional desencadenado por una situación emocional o estresante. En pocas palabras, estas personas trasladan sus problemas al colon.

Sin embargo, conviene valorar cuidadosamente estos trastornos digestivos, puesto que otras enfermedades más graves, entre ellas el cáncer de colon, también pueden producir esta alternancia de diarrea y estreñimiento. En caso de aparición reciente de los síntomas, sobre todo si se asocian a heces con sangre o pérdida de peso, debe consultarse al médico inmediatamente, para que realice los exámenes necesarios con objeto de descartar la presencia de enfermedades importantes.

Dado su carácter psicosomático, el colon irritable se beneficia mucho de las medidas encaminadas a la reducción del estrés y el control de las emociones. En este sentido, muchas técnicas de la medicina alternativa pueden resultar eficaces, entre ellas, la relajación, el yoga, el tai chi, el chi kung, el masaje, la homeopatía y también la digitopuntura. Los siguientes puntos son los más indicados:

4BP: se encuentra en la cara interna del pie, en el borde anteroinferior del primer metatarsiano.

6BP: se encuentra en la cara interna de la pierna, a tres anchuras de pulgar del hueso que sobresale en la parte interna del tobillo. No debe estimularse durante el embarazo.

36E: se encuentra a tres anchuras de pulgar por debajo de la punta de la rótula y a una anchura de pulgar por fuera de la tuberosidad de la tibia.

37E: se encuentra en la pierna, a seis anchuras de pulgar de la parte inferior de la rótula y a una anchura de pulgar hacia fuera del hueso de la pierna (tibia).

Estos cuatro puntos deben estimularse una vez al día en caso de aparición de los trastornos. Pueden realizarse sesiones preventivas dos o tres veces a la semana o simplemente cuando se presenta una situación potencialmente desencadenante de los síntomas.

Convulsiones

En este caso, no se trata de un trastorno leve sino de un síntoma grave, que requiere atención especializada, pero son muchas las cosas que se pueden hacer mientras se espera que llegue el médico o la ambulancia.

Las convulsiones pueden deberse a múltiples causas: traumatismo craneal, intoxicación grave, epilepsia, etc. El enfermo pierde el conocimiento y a continuación todo su cuerpo se pone rígido; en este momento, deja de respirar, porque los músculos del tórax están contraídos y no se producen movimientos respiratorios; al cabo de unos instantes, el enfermo sufre sacudidas muy violentas de los músculos de brazos y piernas, y recupera la respiración. Durante el proceso, puede salir espuma por la boca y también puede haber emisión de orina o heces. Todo el proceso es muy aparatoso y, cuando termina, el afectado recupera la conciencia pero está algo aturdido durante unas horas.

La epilepsia generalizada es una enfermedad que produce convulsiones. Requiere un tratamiento con medicamentos para que las crisis no se produzcan o lo hagan con menor frecuencia, pero no existe un método curativo, al menos por el momento. En realidad, en estos enfermos, las convulsiones tienen el peligro de las lesiones que se pueden producir al caerse o golpearse contra objetos duros, así como al morderse la lengua. Las personas que asisten a una persona epiléptica deben intentar evitar estas lesiones, puesto que el proceso seguirá su curso y desaparecerá por sí solo.

El socorrista nunca debe introducir los dedos en la boca del afectado, puesto que podría sufrir graves lesiones. Cuando la persona que sufre las convulsiones abra la boca, debe introducírsele algún objeto que no pueda tragarse ni romper (un pañuelo de tela doblado, por ejemplo), colocarle algún objeto blando bajo la cabeza y los miembros, y aflojar un poco las prendas de vestir que lleve. Esta forma de actuar constituye la base de la atención urgente del enfermo con convulsiones, mientras se espera que llegue el médico o la ambulancia. Sin embargo, la digitopuntura dispone también de puntos de emergencia para ayudar en la recuperación y acortar el proceso. Deben estimularse en cuanto el enfermos se encuentre protegido contra posibles lesiones. Los puntos son los siguientes:

3ID: se encuentra en la parte dorsal de la mano, en el límite entre la palma y el dorso, por detrás de la articulación del dedo meñique con el hueso metacarpiano.

12VG: se encuentra en la línea media de la espalda, por debajo de la tercera vértebra dorsal.

Puede estimularse cualquiera de estos dos puntos durante la crisis.

Depresión

La depresión es un trastorno psíquico cada vez más frecuente en nuestra sociedad occidental. La psiquiatría considera dos tipos de depresiones: las que tienen una causa externa identificable y las que no la tienen. La primera se produce como reacción a un hecho o un conflicto, como la muerte de un ser querido, un problema laboral, un divorcio, etc. Podríamos decir que se trata de una reacción emocional «normal», siempre que no se prolongue demasiado tiempo ni interfiera excesivamente en la vida cotidiana del afectado.

La depresión sin causa aparente, o endógena, es más peligrosa. El enfermo no tiene ganas de hacer nada, está triste, apático, pesimista, tiene dificultades para concentrarse y puede tener ideas de suicidio, e incluso intentar (o conseguir) provocarse la muerte. Estos enfermos deben recibir ayuda y tratamiento especializado, porque las consecuencias pueden ser muy graves. Sin embargo, es importante enfocar de manera global la enfermedad y tratar a la persona enferma en su conjunto. En este sentido, un terapeuta holístico es el complemento ideal del psiquiatra, puesto que podrá aconsejar la forma de vida necesaria para potenciar el proceso curativo.

La medicina tradicional china considera que la depresión se debe a un déficit de energía (qi), probablemente producido por un estilo de vida inadecuado y por problemas emocionales.

La digitopuntura también puede ayudar con la estimulación de los siguientes puntos:

1P: se encuentra en el pecho, a seis anchuras de pulgar de la línea media del mismo y a 1,6 anchuras de pulgar por debajo de la clavícula.

36E: se encuentra a tres anchuras de pulgar por debajo de la punta de la rótula y a una anchura de pulgar por fuera de la tuberosidad de la tibia.

27R: se encuentra en el tórax, por debajo de la parte interna de la clavícula, entre ésta y la primera costilla, junto al esternón.

10V: se encuentra en la nuca, por debajo del hueso occipital, a 1,3 anchuras de pulgar a ambos lados de la columna vertebral.

23V: se encuentra en la parte baja de la espalda, a 1,5 anchuras de pulgar de la columna vertebral, a la altura de la cintura (en el borde inferior de la segunda vértebra lumbar).

43V: se encuentra en la espalda, a tres anchuras de pulgar de la columna vertebral, a nivel de la parte inferior de la cuarta vértebra dorsal. Con los brazos extendidos, está a nivel de la punta de la escápula.

52V: se encuentra a tres anchuras de pulgar de la columna vertebral, a la altura de la cintura (borde inferior de la segunda vértebra lumbar).

20VB: se encuentra en la nuca, por debajo del hueso occipital, a tres anchuras de pulgar de la columna vertebral.

17VC: se encuentra en la línea media anterior del cuerpo, a nivel de los pezones, sobre el esternón.

19VG: se encuentra en la línea media de la cabeza, a 1,5 anchuras de pulgar por detrás de la parte más alta del cráneo.

20VG: se encuentra en la línea media de la cabeza, en la parte más alta del cráneo.

21VG: se encuentra en la línea media de la cabeza, a 1,5 anchuras de pulgar por delante de la parte más alta del cráneo.

No es necesario estimular todos estos puntos, pero conviene realizar una sesión diaria durante la enfermedad con los puntos elegidos. Las personas propensas a la depresión pueden realizar sesiones esporádicas (una o varias veces a la semana) para prevenir nuevos episodios.

Desmayo

La pérdida más o menos prolongada de conciencia debida a una disminución brusca de la presión arterial o a otras causas requiere atención inmediata. Posteriormente, sobre todo si el paciente sufre desmayos con frecuencia, será conveniente realizar un estudio profundo de las posibles causas.

Ante una persona que ha sufrido un desmayo, la manera correcta de actuar es colocarla tendida y elevarle un poco las piernas. El problema es que la sangre no llega al cerebro, por lo tanto, la posición horizontal y la ligera elevación de los miembros inferiores hará que fluya mejor hacia la cabeza. También resulta beneficioso mojarle la frente y la cara con agua fresca.

La digitopuntura dispone de un punto de reanimación (26VG) que favorece el proceso de recuperación de la conciencia. Puede usarse en otras emergencias que impliquen debilidad. Este punto estimula la energía y vigoriza el cuerpo. Además, pueden añadirse los puntos que se indican a continuación para evitar la aparición del problema en personas propensas a los desmayos.

36E: se encuentra a tres anchuras de pulgar por debajo de la punta de la rótula y a una anchura de pulgar por fuera de la tuberosidad de la tibia.

1R: se encuentra en la planta del pie, en la punta de la V que se forma en la misma.

23V: se encuentra en la parte baja de la espalda, a 1,5 anchuras de pulgar de la columna vertebral, a la altura de la cintura (borde inferior de la segunda vértebra lumbar).

52V: se encuentra a tres anchuras de pulgar de la columna vertebral, a la altura de la cintura (borde inferior de la segunda vértebra lumbar).

3H: se encuentra en el pie, en el espacio entre el primer y segundo metatarsiano. No debe estimularse durante el embarazo.

26VG: se encuentra en la línea media de la cara, debajo de la nariz, en la unión del tercio medio con el tercio inferior del surco que va de la nariz al labio superior.

Para casos de emergencia, lo ideal es utilizar el 26VG. Las personas que sufren desvanecimientos o debilidad con frecuencia pueden realizar sesiones diarias con un conjunto de puntos.

Diarrea

La mayoría de las veces, la diarrea no reviste ninguna gravedad, aunque trastorna considerablemente la vida cotidiana del enfermo. En otras ocasiones, la pérdida de líquido y sales es importante y capaz de producir deshidratación, especialmente en niños pequeños. De hecho, en los países pobres, la principal causa de mortalidad entre los niños menores de cinco años es la diarrea.

La diarrea puede ser aguda (de unos días de duración) o crónica (de larga duración). Las diarreas agudas pueden deberse a una infección producida por un virus (por ejemplo, el rotavitus), por una bacteria (como la *E. coli* o la salmonela, entre muchas otras), por protozoos (amebas, giardias, etc.) o por lombrices, pero también puede ocasionarla una comida en malas condiciones, una situación de estrés, etc.

La diarrea crónica se debe a enfermedades de los intestinos, como la enfermedad de Crohn, la colitis ulcerosa, la tuberculosis intestinal, la malabsorción o el cáncer de intestino, entre otras muchas causas.

El colon irritable, que se considera de origen psicológico, da lugar a episodios de diarrea que a veces alternan con periodos de estreñimiento o de deposiciones normales. Se produce en personas que somatizan sus problemas emocionales o su estrés y los localizan en el aparato digestivo.

La diarrea leve no requiere ningún tratamiento con medicamentos, solamente una ingesta adecuada de agua y sales para compensar la pérdida de líquido y una dieta adecuada. En casos graves, conviene acudir al hospital, especialmente si la diarrea es muy abundante, existen vómitos y el enfermo no tolera la ingesta de líquidos pues el peligro de deshidratación es grande.

La digitopuntura dispone de puntos para el tratamiento eficaz de los episodios de diarrea y también para prevenirla en pacientes con un colon irritable (véase este apartado). Sin embargo, los casos graves o de larga duración deben someterse a un estudio y tratamiento médico adecuados, a los que pueden asociarse algunos puntos para potenciar el efecto.

Los puntos que pueden estimularse en el tratamiento de la diarrea son los siguientes:

4BP: se encuentra en la cara interna del pie, en el borde anteroinferior del primer metatarsiano.

9BP: se encuentra en el centro de la cara interna de la pierna, a dos anchuras de pulgar de la línea articular de la rodilla. No debe estimularse en mujeres embarazadas.

16BP: se encuentra en la parte baja del tórax, en el punto de cruce de la vertical que pasa por el pezón y la horizontal que pasa por el borde de las costillas.

25E: se encuentra en el abdomen, a dos anchuras de pulgar de la línea media, a nivel del ombligo.

36E: se encuentra a tres anchuras de pulgar por debajo de la punta de la rótula y a una anchura de pulgar por fuera de la tuberosidad de la tibia.

37E: se encuentra en la pierna, a seis anchuras de pulgar de la parte inferior de la rótula y a una anchura de pulgar hacia fuera del hueso de la pierna (tibia).

20V: se encuentra en la parte baja de la espalda, a 1,5 anchuras de pulgar de la columna vertebral, a la altura del borde inferior de la undécima vértebra dorsal.

22V: se encuentra en la parte baja de la espalda, a 1,5 anchuras de pulgar de la columna vertebral, a la altura del borde inferior de la primera vértebra lumbar.

23V: se encuentra en la parte baja de la espalda, a 1,5 anchuras de pulgar de la columna vertebral, a la altura de la cintura (borde inferior de la segunda vértebra lumbar).

25V: se encuentra en la zona lumbar, a 1,5 anchuras de pulgar de la columna vertebral y en la horizontal que pasa por el borde inferior de la cuarta vértebra lumbar.

2H: se encuentra en el espacio entre el dedo gordo del pie y el segundo dedo, más cerca del dedo gordo.

4VC: se encuentra en la línea media anterior, a tres anchuras de pulgar por debajo del ombligo. No debe utilizarse en mujeres en periodo de lactancia.

6VC: se encuentra a 1,5 anchuras de pulgar por debajo del ombligo, en la línea media del cuerpo, a mitad de distancia entre el ombligo y el hueso del pubis. No debe estimularse en mujeres en periodo de lactancia.

No es necesario estimular todos los puntos, debe elegirse uno o varios. Si la diarrea se repite o es crónica, conviene ir variando de puntos hasta encontrar los más adecuados a cada persona.

Dolor cervical

Las vértebras cervicales soportan el peso de la cabeza y con ella el de todas las preocupaciones y tensiones que nos azotan diariamente. Éste es el motivo por el cual muchas personas tienen frecuentes dolores en esta región. Puede tratarse de una simple tensión muscular, una tortícolis, o de lesiones en las vértebras, capaces de producir dolor intenso, dificultad para mover la cabeza e incluso mareos y vértigo debidos a la alteración de las delicadas estructuras nerviosas que pasan cerca del hueso.

El dolor cervical es una de estas enfermedades en las que el enfoque global de la persona afectada es más necesario. La tensión psíquica y la rigidez mental se manifiestan físicamente en una rigidez muscular, que a la larga puede tener repercusiones más profundas.

Por lo tanto, una reflexión sobre la forma de vida y de enfrentarse a los problemas y las emociones es esencial para comprender y solucionar el problema. A partir de esta comprensión de la propia manera de estar en el mundo, el afectado puede encontrar sus propias soluciones: cambio de vida, yoga, relajación, tai chi... La digitopuntura no es más que otro método eficaz para ayudar a aliviar el dolor cuando se presenta y evitar su aparición en personas propensas.

Los puntos eficaces para estos dolores cervicales son los siguientes:

4IG: se encuentra en la mano, en el hueco que existe entre el metacarpiano del pulgar y el del índice, por la cara dorsal. Este punto no debe estimularse nunca durante el embarazo, ya que puede producir contracciones uterinas que favorezcan el aborto.

11IG: se encuentra en la parte externa del codo, donde termina el pliegue que se forma al doblar el brazo.

15IG: se encuentra en la parte superior y anterior del hombro, por debajo y por fuera de la articulación del acromion (parte del omoplato) y la clavícula, en un hueco que se forma al levantar el brazo.

3ID: se encuentra en la parte dorsal de la mano, en el límite entre palma y dorso, por detrás de la articulación del dedo meñique con el hueso metacarpiano.

14ID: se encuentra en la parte alta de la espalda, a tres anchuras de pulgar de la línea media, en la horizontal que pasa por el borde inferior de la primera vértebra dorsal.

20VB: se encuentra en la nuca, por debajo del hueso occipital, a tres anchuras de pulgar de la columna vertebral.

21 VB: se encuentra en la masa del músculo trapecio, entre el cuello y el hombro. No se debe utilizar en mujeres embarazadas.

39VB: se encuentra en la cara externa de la pierna, a tres anchuras de pulgar por encima del hueso que sobresale en el tobillo.

14VG: se encuentra en la línea media posterior del cuerpo, en la espalda, en la parte inferior de la séptima vértebra dorsal.

16VG: se encuentra en la línea media posterior de la cabeza, a una anchura de pulgar por encima de la raíz del cabello.

No hace falta estimular todos estos puntos; puede ser suficiente utilizar varios de ellos en cuanto aparezca el dolor o en sesiones preventivas dos o tres veces a la semana.

Dolor de cabeza

El dolor de cabeza está entre los trastornos leves que casi todas las personas padecen o padecerán en algún momento de su vida. Sus causas son múltiples, desde un simple resfriado hasta la temible migraña acompañada de náuseas y vómitos.

También es un reflejo de la tensión acumulada durante el día o de las preocupaciones, tan frecuentes en la vida actual.

El dolor de cabeza puede ser también debido a una causa grave, como una hemorragia subaracnoidea (en el interior de la cabeza) o un tumor cerebral. Una cefalea que se sale de lo normal o se acompaña de otros síntomas debe ser motivo suficiente para acudir al médico lo antes posible.

Según la medicina oriental, las causas del dolor de cabeza pueden ser internas (trastornos emocionales) o externas (dieta, estrés, sedentarismo, etc.) y dan lugar a un desequilibrio del sistema nervioso.

Una aspirina suele ser suficiente para calmar un dolor de cabeza moderado, y son necesarios medicamentos más potentes para aliviar una migraña. Sin embargo, en muchas ocasiones, es posible prescindir de estos medicamentos con una sesión adecuada de digitopuntura y un poco de descanso. Por otra parte, algunos cambios en el ritmo y las actividades de la vida diaria pueden hacer mucho para aliviar e incluso hacer desaparecer ciertas cefaleas: dieta adecuada, ejercicio físico moderado, yoga, relajación y cambio de actitud respecto a los problemas cotidianos.

Los puntos útiles son los siguientes:

4IG: se encuentra en la mano, en el hueco que hay entre el metacarpiano del pulgar y el del índice, por la cara dorsal. Este punto no debe estimularse durante el embarazo, ya que puede producir contracciones uterinas que favorezcan el aborto.

3E: se encuentra en la cara, en la vertical que pasa por el centro de la pupila, a nivel del borde inferior de la aleta de la nariz.

36E: se encuentra a tres anchuras de pulgar por debajo de la punta de la rótula y a una anchura de pulgar por fuera de la tuberosidad de la tibia.

2V: se encuentra en la cara, en el extremo interno de la ceja, donde ésta se une con el puente de la nariz.

3H: se encuentra en el pie, en el espacio entre el primer y segundo metatarsiano. No debe estimularse durante el embarazo.

20VB: se encuentra en la nuca, situado por debajo del hueso occipital, a tres anchuras de pulgar de la columna vertebral.

41VB: se encuentra en el pie, en el espacio entre el cuarto y el quinto metatarsiano, a 1,5 anchuras de pulgar del pliegue entre los dedos.

16VG: se encuentra en la línea media posterior de la cabeza, a una anchura de pulgar por encima de la raíz del cabello.

Una sesión con alguno de estos puntos suele ser suficiente para aliviar un dolor de cabeza moderado; no es necesario emplearlos todos, incluso puede bastar con uno solo. Para prevenir los ataques en personas que los padecen frecuentemente, conviene elegir algunos puntos y realizar dos o tres sesiones semanales. Los puntos más eficaces dependen de cada persona y deben encontrarse con la experimentación.

Dolor de espalda

Junto con el dolor en la columna cervical, el dolor de espalda es uno de los problemas que dan lugar a más consumo de analgésicos, estos medicamentos aparentemente milagrosos que nos quitan el dolor de forma temporal pero que también tienen efectos secundarios nada despreciables.

Las causas del dolor de espalda son múltiples: un exceso de ejercicio o de trabajo físico, la tensión muscular de una postura sostenida durante mucho tiempo, lesiones vertebrales debidas a la osteoporosis, exceso de peso, tensión de origen psíquico, y un largo etcétera. El dolor en la parte inferior de la espalda, o lumbago, es especialmente frecuente en personas que levantan objetos pesados.

Todos estos dolores se ven favorecidos por la falta de ejercicio físico regular, que fortalece los músculos de la espalda y evita que los movimientos bruscos produzcan lesiones y dolor. La osteoporosis, frecuente sobre todo en las mujeres después de la menopausia, produce pequeñas fracturas o fisuras vertebrales que pueden ser muy dolorosas, incluso invalidantes; estas fracturas dan lugar a aplastamientos de las vértebras, que a su vez producen dolor, deformidades de la columna y disminución de la estatura.

Todos estos trastornos pueden prevenirse en gran medida con una vida sana y ejercicio regular desde la adolescencia. El calcio es muy importante para favorecer el desarrollo correcto de los huesos, así como una exposición moderada al sol para aumentar la producción orgánica de vitamina D.

La estimulación de ciertos puntos puede favorecer el alivio del dolor y relajar la musculatura. Los puntos más adecuados son los siguientes:

23V: se encuentra en la parte baja de la espalda, a 1,5 anchuras de pulgar de la columna vertebral, a la altura de la cintura (en el borde inferior de la segunda vértebra lumbar).

26V: se encuentra en la parte baja de la espalda, a 1,5 anchuras de pulgar de la columna vertebral, en la horizontal que pasa por el borde inferior de la quinta vértebra lumbar.

52V: se encuentra a tres anchuras de pulgar de la columna vertebral, a la altura de la cintura (borde inferior de la segunda vértebra lumbar).

53V: se encuentra en la parte superior de la nalga, a tres anchuras de pulgar de la columna vertebral.

40V: se encuentra en el centro del pliegue posterior de la rodilla. Se localiza con la pierna ligeramente doblada.

30VB: se encuentra en la parte lateral de la nalga, en una depresión situada por detrás de la parte superior del fémur. Se localiza con la pierna doblada.

34VB: se encuentra en la parte externa de la rodilla, a dos anchuras de pulgar por debajo de la línea articular, por debajo y por delante de la cabeza del hueso peroné.

6VC: se encuentra a 1,5 anchuras de pulgar por debajo del ombligo, en la línea media del cuerpo, a mitad de distancia entre el ombligo y el hueso del pubis. No debe estimularse en mujeres en periodo de lactancia.

No es necesario estimular todos estos puntos, puede ser suficiente con uno o varios. Además, la aplicación de calor, en forma de baño o de bolsa de agua caliente, suele ser muy eficaz, así como el reposo durante la fase aguda del trastorno.

Dolor de garganta

El dolor de garganta suele producirse como consecuencia de un resfriado, pero también después de hablar durante largo rato o fumar mucho. Los niños padecen con frecuencia amigdalitis, una infección vírica o bacteriana de las amígdalas que se acompaña habitualmente de fiebre, dolor de garganta, falta de apetito y, a veces, vómitos.

Según la medicina china, el dolor de garganta se debe a una acumulación de calor en los pulmones asociada a la entrada de una energía perversa, el viento o el frío.

No suele ser necesario recurrir a los medicamentos para aliviar el dolor de garganta; existen muchos remedios caseros eficaces y no peligrosos, como los gargarismos con agua y bicarbonato, las infusiones calientes, el agua con limón y miel, etc.

Los puntos de digitopuntura aceleran la curación y evitan el desarrollo de los síntomas si se estimulan cuando se inician. Éstos son los más eficaces:

11P: se encuentra en el dedo pulgar, en la zona del ángulo externo de la uña. Lo ideal es estimularlo con la uña.

4IG: se encuentra en la mano, en el hueco que hay entre el metacarpiano del pulgar y el del índice, por la cara dorsal. Este punto no debe estimularse durante el embarazo, ya que puede producir contracciones uterinas que favorezcan el aborto.

27R: se encuentra en el tórax, por debajo de la parte interna de la clavícula, entre ésta y la primera costilla, junto al esternón.

Uno o varios de estos puntos pueden ser suficientes para reducir la duración de la enfermedad, así como para cortar su desarrollo, siempre que se estimulen en cuanto aparece el primer síntoma.

Dolor de muelas

El dolor de muelas es uno de esos trastornos leves que, sin embargo, alteran por completo nuestra vida cotidiana. Suele deberse a la presencia de una caries que ha causado una inflamación de los tejidos que hay alrededor del diente. Los nervios de esta zona son muy sensibles, de ahí el intenso dolor que se produce.

Para evitar el dolor de muelas, lo principal es cuidar con esmero la higiene bucal. El cepillado de los dientes después de las comidas y antes de acostarse es un aspecto básico de esta higiene, así como acudir periódicamente al dentista para que examine la boca y trate los posibles problemas de caries u otros.

Cuando aparece el dolor de muelas, el dentista debe determinar el tratamiento adecuado, sin embargo, existen remedios caseros que pueden utilizarse antes de la visita o si ésta no es posible. Conviene evitar bebidas o alimentos muy fríos o muy calientes. La aplicación de hielo en la parte de la mejilla correspondiente al diente enfermo puede aliviar temporalmente, así como la introducción de dos gotas de éter en el oído del mismo lado del dolor.

La digitopuntura constituye un complemento inestimable al tratamiento del dolor, con los siguientes puntos:

4IG: se encuentra en la mano, en el hueco que hay entre el metacarpiano del pulgar y el del índice, por la cara dorsal. Este punto no debe estimularse durante el embarazo, ya que puede producir contracciones uterinas que favorezcan el aborto.

13TR: se encuentra en la parte externa del brazo, en el borde inferior y posterior del músculo del hombro (deltoides).

3E: se encuentra en la cara, en la vertical que pasa por el centro de la pupila, a nivel del borde inferior de la aleta de la nariz.

6E: se encuentra en la cara, por delante y por encima del ángulo que forma la mandíbula, sobre el músculo que se contrae cuando se cierra con fuerza la boca.

En cuanto se inicie el dolor de muelas, deben estimularse todos o algunos de estos puntos. Conviene repetir las sesiones varias veces al día durante la fase aguda y espaciarlas posteriormente hasta la desaparición total de las molestias. No hay que olvidar acudir al dentista para solucionar de forma definitiva una caries u otro problema dental.

Dolor de oído

El dolor de oído es frecuente en niños, pero algunos adultos son propensos a las infecciones, sobre todo si practican natación, puesto que la humedad favorece la colonización por diversos microbios responsables de la inflamación. El dolor también puede producirse durante un viaje en avión, debido al cambio de presión.

Las infecciones del oído son básicamente de dos tipos: otitis externa y otitis media. La primera se debe a la infección del conducto que va del exterior hasta el tímpano, una membrana que separa el oído externo del oído medio. Da lugar a enrojecimiento y secreción que sale por el conducto auditivo. En la otitis media, la inflamación o infección se encuentra por detrás del tímpano y suele producirse como consecuencia de la entrada de microbios por un conducto que comunica la garganta con el oído medio. Suele producir dolor intenso y secreción, que puede ser purulenta, además de fiebre. Si la infección presiona mucho sobre el tímpano, esta fina membrana puede romperse y la secreción sale al exterior.

La medicina tradicional china considera que el dolor de oído se debe a la entrada de una energía perversa (viento y calor) en un organismo predispuesto por una debilidad interna.

La infección del oído debe tratarse con antibióticos por vía oral, pero antes conviene que la examine un médico, para poder instaurar el tratamiento correcto. No es adecuado introducir gotas o pomadas en el interior del oído sin que lo indique el médico.

La digitopuntura contribuye a una curación más rápida y puede evitar la aparición de los síntomas en personas propensas. Los puntos más activos son los siguientes:

4IG: se encuentra en la mano, en el hueco que hay entre el metacarpiano del pulgar y el del índice, por la cara dorsal. Este punto no debe estimularse durante el embarazo, ya que puede producir contracciones uterinas que favorezcan el aborto.

19ID: se encuentra delante de la oreja, en el hueco de la articulación de la mandíbula que aparece al abrir la boca.

3TR: se encuentra en el dorso de la mano, en una depresión cerca de la articulación de la falange del cuarto dedo con la muñeca.

17TR: se encuentra detrás del lóbulo de la oreja, en la hendidura que hay delante del hueso de la cabeza (apófisis mastoides).

21TR: se encuentra delante de la oreja, algo por encima de la articulación de la mandíbula. Se localiza mejor con la boca abierta.

2VB: se encuentra delante de la oreja, un poco por debajo del hueco de la articulación de la mandíbula. Se localiza con la boca abierta.

20VB: se encuentra en la nuca, por debajo del hueso occipital, a tres anchuras de pulgar de la columna vertebral.

Estimular uno o varios de estos puntos puede ser suficientes para aliviar un dolor de oído, siempre asociado al tratamiento médico adecuado. También es útil para prevenirlo en personas propensas.

EMBARAZO

Por supuesto, el embarazo no es ninguna enfermedad, todo lo contrario, puede ser un periodo feliz y gratificante para la mujer. Sin embargo, suelen producirse pequeños trastornos que vienen a enturbiar esta felicidad, puesto que el organismo materno acoge a otro ser en crecimiento que ocupa un espacio y altera los sistemas orgánicos de su progenitora para desarrollarse adecuadamente: dolor de espalda, náuseas, ardor de estómago que asciende hacia la garganta, necesidad de orinar con frecuencia, molestias urinarias, piernas pesadas e hinchadas, fatiga, estreñimiento, etc.

Estos trastornos deben comentarse con el médico, aunque la digitopuntura puede ayudar a aliviarlos y favorecer el equilibrio de los sistemas hormonales y energéticos de la embarazada.

Por otra parte, puede utilizarse esta técnica para el tratamiento de otros trastornos si aparecen durante el embarazo, siempre teniendo la precaución de no emplear los puntos contraindicados en el embarazo, que favorecen las contracciones uterinas y, por lo tanto, el aborto o el parto prematuro.

Los puntos que pueden resultar útiles para aliviar las molestias del embarazo son los de cada trastorno específico. Basta con estimular uno o varios puntos de los indicados en estos apartados.

Estreñimiento

Otro de los males de nuestros días es el estreñimiento, en muchos casos producido por una dieta pobre en fibras vegetales y por una vida sendentaria. El intestino necesita cierta cantidad de agua y masa fecal para formar unas heces blandas y facilitar su salida. Una dieta rica en alimentos refinados y pobre en agua y fibra da lugar a unas heces duras y de escaso volumen, que progresan con dificultad por el tubo digestivo y no lo estimulan para hacerlas avanzar. El resultado es el estreñimiento.

Sin embargo, este trastorno también puede deberse a una enfermedad del intestino e incluso a un cáncer de colon, que obstruye el paso de las heces y dificulta su tránsito. Hay que tener muy presentes los signos sugestivos de un cáncer intestinal para acudir al médico lo antes posible, la única manera de que el tratamiento tenga posibilidades de ser curativo. Estos signos son principalmente: cambio en el hábito de las deposiciones, presencia de sangre en las heces, retortijones y palpación de un bulto en el abdomen. También puede coexistir una pérdida de peso inexplicable, falta de apetito y, a veces, incluso fiebre.

Para aliviar el estreñimiento lo esencial es cambiar el tipo de alimentación, beber más agua y hacer ejercicio físico de forma regular. Se pueden añadir laxantes de origen natural que no irriten el intestino, como el salvado de trigo. El yoga dispone de ejercicios que masajean el abdomen y favorecen los movimientos intestinales. La digitopuntura puede formar parte del tratamiento global del estreñimiento con los puntos siguientes:

4IG: se encuentra en la mano, en el hueco que hay entre el metacarpiano del pulgar y el del índice, por la cara dorsal. Este punto no debe estimularse durante el embarazo, ya que puede producir contracciones uterinas que favorezcan el aborto.

11IG: se encuentra en la parte externa del codo, donde termina el pliegue que se forma al doblar el brazo.

6TR: se encuentra en el dorso del antebrazo, a tres anchuras de pulgar del pliegue que se forma al doblar la mano, entre los dos huesos (cúbito y radio).

25E: se encuentra en el abdomen, a dos anchuras de pulgar de la línea media, a nivel del ombligo.

36E: se encuentra a tres anchuras de pulgar por debajo de la punta de la rótula y a una anchura de pulgar por fuera de la tuberosidad de la tibia.

18V: se encuentra en la espalda, a 1,5 anchuras de pulgar de la columna vertebral, en la horizontal que pasa por la parte inferior de la novena vértebra dorsal.

25V: se encuentra en la zona lumbar, a 1,5 anchuras de pulgar de la columna vertebral y en la horizontal que pasa por el borde inferior de la cuarta vértebra lumbar.

6VC: se encuentra a 1,5 anchuras de pulgar por debajo del ombligo, en la línea media del cuerpo, a mitad de distancia entre el ombligo y el hueso del pubis. No debe estimularse en mujeres en periodo de lactancia.

No hace falta utilizar todos estos puntos, puede bastar con uno o varios, según el resultado observado. El estreñimiento habitual puede evitarse con una sesión diaria o con dos o tres sesiones a la semana.

ESTRÉS

El ajetreo de la vida actual, las prisas, el exceso de trabajo o las preocupaciones laborales o personales dan lugar al temible estrés, tan frecuente en nuestros días. Este término, muy empleado en nuestra sociedad, sirve para calificar una serie de trastornos, a menudo difíciles de definir, entre los que se encuentran ansiedad, fatiga, palpitaciones, taquicardia, nerviosismo, dolor de cabeza, irritabilidad, insomnio y, en general, una insatisfacción ante la vida. Según la medicina china, el estrés se interpreta como un estancamiento de la energía.

Por otra parte, el organismo sometido al estrés de forma sostenida acaba por presentar trastornos físicos, que pueden manifestarse a través de una angina de pecho, un infarto de miocardio, una úlcera de estómago u otras enfermedades, además de trastornos de tipo psíquico, como la depresión o las crisis de ansiedad.

Evitar el estrés es fácil desde el punto de vista teórico, pero difícil en la práctica, ya que resulta complicado no dejarse arrastrar por la forma de vida en la que algunas personas se encuentran inmersas. A menudo es necesario tomar una determinación drástica y cambiar radicalmente la forma de enfocar la propia existencia, sobre todo con respecto al trabajo y a las múltiples ocupaciones. De nada sirve llenar todavía más una agenda ya apretada con sesiones de masaje y yoga, relajación y tai chi si el resto continúa igual. No obstante, cambiar la forma de vida plantea considerables problemas, sobre todo porque suele representar una disminución de los ingresos...

La digitopuntura puede ayudar a luchar contra el estrés, aunque sería bueno que fuera en el ámbito de un enfoque global del problema. En los diferentes apartados referentes a la fatiga y otras manifestaciones que aparecen en el estrés, se encontrarán los puntos adecuados para solucionarlos; aquí indicaremos algunos puntos más globales, como los siguientes:

4IG: se encuentra en la mano, en el hueco que hay entre el metacarpiano del pulgar y el del índice, por la cara dorsal. Este punto no debe estimularse durante el embarazo, ya que puede producir contracciones uterinas que favorezcan el aborto.

3H: se encuentra en el pie, en el espacio entre el primer y segundo metatarsiano. No debe estimularse durante el embarazo.

20VB: se encuentra en la nuca, por debajo del hueso occipital, a tres anchuras de pulgar de la columna vertebral.

Estos tres puntos son muy activos para hacer circular la energía bloqueada y favorecer la desaparición de los síntomas del estrés, pero es esencial asociarlos a una nueva forma de ver la vida, más relajada, con unos valores más acordes con la naturaleza y menos apegados a los aspectos materiales que nos propone la sociedad actual.

Falta de apetito

Muchas enfermedades dan lugar a una falta de apetito, especialmente las que afectan al aparato digestivo o las que alteran considerablemente el estado general. No es raro perder las ganas de comer durante una gripe u otra enfermedad aguda. El organismo concentra sus energías en el proceso curativo y deja de consumirlas en la digestión de los alimentos.

Ciertos trastornos crónicos también alteran el apetito, sobre todo las infecciones como la tuberculosis y los procesos cancerosos. Estas enfermedades a veces sólo se manifiestan por síntomas inespecíficos, como la pérdida de apetito, adelgazamiento, un poco de fiebre..., todos ellos síntomas poco llamativos, pero que deben hacernos pensar que algo está ocurriendo en nuestro cuerpo.

Los trastornos de origen psíquico pueden igualmente alterar el apetito. La ansiedad y la depresión inducen a algunas personas a comer más de lo normal y a otras a comer menos. Por otra parte, la anorexia, una enfermedad cada vez más frecuente en nuestra sociedad occidental, se caracteriza precisamente por un adelgazamiento extremo debido a una concepción alterada del propio cuerpo que induce a comer poco y a vomitar lo que se come, en un ansia patológica por mantener la línea.

Cada causa deberá recibir el tratamiento correspondiente, una vez establecido el diagnóstico de forma adecuada. La digitopuntura puede ayudar al proceso curativo global con los siguientes puntos:

36E: se encuentra a tres anchuras de pulgar por debajo de la punta de la rótula y a una anchura de pulgar por fuera de la tuberosidad de la tibia.

41E: se encuentra en el centro de la parte anterior del tobillo.

1H: se encuentra en el dedo gordo del pie, en el ángulo de la uña cercana al segundo dedo.

12VC: se encuentra a cuatro anchuras de pulgar por encima del ombligo, en la línea media del cuerpo, a mitad de distancia entre el ombligo y la punta del esternón.

Estimular uno de estos puntos puede ser suficiente, pero es mejor utilizar una asociación de ellos. Según la intensidad de los síntomas, se realizarán sesiones diarias o sólo dos o tres veces a la semana, pero siempre asociadas al tratamiento adecuado de la causa.

Fatiga

Son muchas las enfermedades que se acompañan de fatiga, aunque también puede presentarse de forma aislada, como manifestación del estrés o formando parte del síndrome de la fatiga crónica o fibromialgia, de la que hablaremos en el apartado correspondiente. Una simple gripe puede dejar una fatiga residual de varias semanas e, incluso, meses de duración. Por supuesto, un exceso de trabajo o de ejercicio físico o mental también pueden producir cansancio, así como un periodo de sueño insuficiente o poco reparador. Podríamos decir que se trata de un agotamiento de la energía interna debido a una causa externa, aunque la fatiga también puede originarla una causa interna, emocional.

Cuando la fatiga se debe a una enfermedad aguda reciente, desaparecerá en un periodo más o menos largo de tiempo. Conviene ayudar al organismo con un reposo adecuado y algunos puntos de digitopuntura. Si la causa es un exceso de trabajo o de ejercicio físico, la digitopuntura también puede ayudar a solucionar el problema, aunque lo esencial será actuar sobre esta causa. Los puntos aconsejados se exponen a continuación y pueden asociarse a otros según la enfermedad causal:

4IG: se encuentra en la mano, en el hueco que hay entre el metacarpiano del pulgar y el del índice, por la cara dorsal. Este punto no debe estimularse durante el embarazo, ya que puede producir contracciones uterinas que favorezcan el aborto.

6BP: se encuentra en la cara interna de la pierna, a tres anchuras de pulgar del hueso que sobresale en la parte interna del tobillo. No debe estimularse durante el embarazo.

36E: se encuentra a tres anchuras de pulgar por debajo de la punta de la rótula y a una anchura de pulgar por fuera de la tuberosidad de la tibia.

4VC: se encuentra en la línea media anterior, a tres anchuras de pulgar por debajo del ombligo. No debe utilizarse en mujeres en periodo de lactancia.

4VG: se encuentra en la zona lumbar, en la línea media de la espalda, por debajo de la cuarta vértebra lumbar.

No hace falta estimular todos los puntos; pueden ser suficientes uno o varios en sesiones diarias, e incluso varias veces al día, hasta que desaparezcan por completo los síntomas y se haya curado la enfermedad causante de los mismos.

Fiebre

El organismo reacciona aumentando su temperatura cuando se siente atacado por los microbios, con objeto de eliminarlos por medio del calor. Por lo tanto, la fiebre es una reacción defensiva que no debe bajarse a no ser que sea muy alta y constituya un problema por sí misma. En los niños, la temperatura aumenta fácilmente ante cualquier pequeño trastorno, como un resfriado, y puede llegar a ser muy alta. A los adultos les cuesta más tener fiebre alta. Sin embargo, una temperatura alta no significa necesariamente que la enfermedad sea grave, ya que algunas personas son más propensas que otras a desarrollarla.

Existen otras enfermedades capaces de aumentar la temperatura corporal, especialmente ciertos tumores malignos, que producen sustancias capaces de alterar el termostato regulador que tenemos en el cerebro. Suele ser una fiebre moderada, insidiosa, que no se acompaña de otros síntomas típicos y que no desaparece con el tiempo. A menudo es nocturna y algunas veces se asocia a la sudoración.

La fiebre indica siempre la existencia de algún trastorno que debe estudiarse. Si se trata de una enfermedad aguda (resfriado, gripe, neumonía, infección urinaria, etc.), debe tratarse de la forma más adecuada a la enfermedad que la origina. Si aparentemente no tiene una causa, pero se repite día tras día o de forma irregular, conviene acudir al médico lo antes posible para que averigüe su origen, pues puede tratarse de una infección crónica escondida (fiebre tifoidea, brucelosis, tuberculosis) o de un tumor maligno que sólo da la cara a través de este aumento de temperatura. Un diagnóstico correcto y temprano es indispensable para la curación.

La digitopuntura es eficaz sobre todo en la fiebre debida a una enfermedad aguda, asociada al tratamiento médico adecuado y a ciertos métodos físicos, como envolver al enfermo en toallas mojadas en agua fresca. Los puntos más eficaces son los siguientes:

11P: se encuentra en el dedo pulgar, en la zona del ángulo externo de la uña. Lo ideal es estimularlo con la uña.

11IG: se encuentra en la parte externa del codo, donde termina el pliegue que se forma al doblar el brazo.

14VG: se encuentra en la línea media posterior del cuerpo, en la espalda, en la parte inferior de la séptima vértebra dorsal.

A los puntos correspondientes a la enfermedad responsable de la fiebre, se pueden añadir uno o varios de los anteriores. Conviene realizar varias sesiones diarias mientras la fiebre sea alta y disminuir la frecuencia cuando empiece a bajar.

Flatulencia

La flatulencia es una acumulación de gas en el intestino que produce molestias debidas al volumen que ocupa y a su expulsión por la boca o por el ano. Las causas de esta acumulación de gas son múltiples: comer rápidamente, comer alimentos que fermentan en el intestino, trastornos de la flora intestinal, ciertas enfermedades digestivas, etc.

La medicina china lo interpreta como una entrada de energía perversa (calor húmedo) en el organismo.

Existen medicamentos para aliviar este molesto problema, pero sólo eliminan el síntoma de forma temporal, mientras se toman; en cuanto se dejan de tomar, el problema reaparece si no se trata la causa. La medicina china intenta tratar la causa de una forma global, mediante un cambio en la dieta que elimine o disminuya los alimentos flatulentos (patatas, coliflor, alubias, garbanzos, lentejas, etc.), equilibre la flora intestinal normal y ponga al organismo en condiciones de luchar por sí mismo contra la energía perversa que ha penetrado.

La digitopuntura puede colaborar en el proceso curativo con la estimulación de uno o varios de los siguientes puntos:

6MC: se encuentra en la cara anterior del antebrazo, en el centro, a dos anchuras de pulgar del pliegue de la muñeca.

4BP: se encuentra en la cara interna del pie, en el borde anteroinferior del primer metatarsiano.

36E: se encuentra a tres anchuras de pulgar por debajo de la punta de la rótula y a una anchura de pulgar por fuera de la tuberosidad de la tibia.

3H: se encuentra en el pie, en el espacio entre el primer y segundo metatarsiano. No debe estimularse durante el embarazo.

12VC: se encuentra a cuatro anchuras de pulgar por encima del ombligo, en la línea media del cuerpo, a mitad de distancia entre el ombligo y la punta del esternón.

Pueden ser suficientes uno o varios de estos puntos, en sesiones repetidas diariamente o dos o tres días a la semana, según el alivio experimentado.

Gingivitis

La inflamación de las encías es un trastorno relativamente frecuente, sobre todo en personas que descuidan su higiene dental, tienen una alimentación deficiente en algunos nutrientes o unas encías especialmente sensibles. Cuando los restos de alimentos no se eliminan de la superficie de los dientes y de la boca, los azúcares que contienen sirven de alimento a las bacterias, que se multiplican y causan inflamación en las encías. A la larga, incluso puede afectar al hueso y favorecer la caída de los dientes. Los síntomas incluyen enrojecimiento de las encías, mal aliento y, a veces, supuración.

Para evitar este trastorno, lo esencial es cepillarse cuidadosamente los dientes después de cada comida y antes de acostarse, pasarse el hilo dental periódicamente y visitar al dentista al menos una vez al año para que examine la boca. La alimentación también es muy importante: conviene evitar los azúcares refinados, así como los refrescos azucarados, que contienen gran cantidad de azúcar.

Existen plantas, como el eucalipto, que pueden utilizarse para hacer enjuagues y prevenir la inflamación. La digitopuntura constituye un complemento eficaz de estas técnicas, con los siguientes puntos:

11P: se encuentra en el dedo pulgar, en la zona del ángulo externo de la uña. Es muy conveniente estimularlo con la uña.

4IG: se encuentra en la mano, en el hueco que hay entre el metacarpiano del pulgar y el del índice, por la cara dorsal. Este punto no debe estimularse durante el embarazo, ya que puede producir contracciones uterinas que favorezcan el aborto.

4ID: se encuentra en el borde de la mano, del lado del dedo meñique, entre el quinto metacarpiano y el hueso de la muñeca.

8ID: se encuentra en el antebrazo, entre el hueso central del codo y el interno. Se localiza con el brazo un poco doblado.

2TR: se encuentra en la mano, en la comisura entre el cuarto y el quinto dedo, más cerca del cuarto. Se localiza con la mano cerrada.

17TR: se encuentra detrás del lóbulo de la oreja, en la hendidura que hay delante del hueso de la cabeza (apófisis mastoides).

4E: se encuentra en la cara, en la vertical de la pupila a nivel de la comisura de los labios.

16VB: se encuentra en la parte lateral de la cabeza, a dos anchuras de pulgar por detrás del límite de los cabellos, en la vertical que pasa por el centro de la pupila.

La estimulación periódica de varios de estos puntos favorece la curación de la inflamación y fortalece las encías, siempre y cuando la higiene dental sea correcta.

Gripe

La gripe está producida por un virus que cada año causa epidemias más o menos importantes cuando llega el invierno. Se trata de un microbio que cambia su estructura periódicamente, con lo cual las defensas que el individuo desarrolla para eliminarlo un año, pueden no ser eficaces el año siguiente. Lo mismo ocurre con la vacuna, que debe fabricarse de nuevo cada año según la nueva estructura del virus, de lo contrario su eficacia disminuye o desaparece por completo.

La gripe puede ser una enfermedad inofensiva que sólo da lugar a un pequeño catarro indistinguible de los resfriados habituales, pero también puede ser una enfermedad grave, incluso mortal, especialmente en ancianos o personas con una enfermedad crónica importante que debilite el organismo y, sobre todo, el sistema inmunitario. Por eso, la medicina occidental aconseja a estas personas que se vacunen cada otoño.

Los síntomas de la gripe son bastante molestos: fiebre, dolor muscular generalizado, dolor de cabeza, fatiga intensa y malestar general. Además, pueden añadirse síntomas respiratorios como tos, mucosidad y obstrucción nasal. Éste es el cuadro típico, pero puede variar mucho de una persona a otra, hasta el punto de que algunos enfermos pueden sufrir complicaciones en forma de neumonía, sobreinfección por una bacteria, etc.

No existen antibióticos capaces de eliminar el virus, por lo tanto, es inútil tomarlos si no se presenta una infección bacteriana como complicación. Lo único que puede hacer la medicina occidental es tratar los síntomas con analgésicos y antitérmicos.

La medicina china interpreta la enfermedad como la entrada en el organismo de una energía perversa (viento y calor).

Los puntos activos para aliviar los síntomas y acortar la duración de la enfermedad, o incluso evitar que se desarrolle si se estimulan lo antes posible, son los siguientes:

10P: se encuentra en la palma de la mano, en el centro del metacarpiano del dedo pulgar.

4IG: se encuentra en la mano, en el hueco que hay entre el metacarpiano del pulgar y el del índice, por la cara dorsal. Este punto no debe estimularse durante el embarazo, ya que puede producir contracciones uterinas que favorezcan el aborto.

11IG: se encuentra en la parte externa del codo, donde termina el pliegue que se forma al doblar el brazo.

20IG: se encuentra en la cara, a media anchura de pulgar de la nariz, en la horizontal que pasa por el borde inferior de la nariz.

3E: se encuentra en la cara, en la vertical que pasa por el centro de la pupila, a nivel del borde inferior del ala de la nariz.

27R: se encuentra en el tórax, por debajo de la parte interna de la clavícula, entre ésta y la primera costilla, junto al esternón.

2V: se encuentra en la cara, en el extremo interno de la ceja, donde ésta se une con el puente de la nariz.

20VB: se encuentra en la nuca, por debajo del hueso occipital, a tres anchuras de pulgar de la columna vertebral.

16VG: se encuentra en la línea media posterior de la cabeza, a una anchura de pulgar por encima de la raíz del cabello.

La estimulación de algunos de estos puntos puede ser suficiente para aliviar los síntomas, en sesiones diarias o varias veces al día en casos graves, siempre asociados a las medidas generales de tratamiento.

HEMORRAGIA NASAL

La hemorragia nasal es frecuente en niños y no suele ser grave, pero sí muy aparatosa y molesta. Un traumatismo, la sequedad nasal, la costumbre de hurgarse la nariz o un catarro pueden ser responsables de este pequeño trastorno.

Otras veces, la hemorragia es más grave, sobre todo si se presenta en un adulto o en una persona con trastornos de la coagulación. Existen algunas enfermedades que favorecen el sangrado nasal, como la hipertensión arterial y la arteriosclerosis, además de todas las enfermedades que alteran el complejo mecanismo de la coagulación sanguínea. En estos casos, la hemorragia puede durar mucho tiempo y ser muy abundante; con frecuencia será necesaria la asistencia médica urgente.

En general, la hemorragia nasal cede espontáneamente, pero el proceso puede acelerarse aplicando agua fría o presionando la pared de la nariz y el orificio nasal durante unos minutos o colocando una gasa en el orificio durante unas horas. Si el tiempo pasa y la hemorragia continúa o es muy abundante, conviene acudir al servicio de urgencias.

En los casos leves, la digitopuntura puede favorecer la detención de la hemorragia a través de la estimulación de los siguientes puntos, siempre añadidos a las curas mencionadas anteriormente.

4IG: se encuentra en la mano, en el hueco que hay entre el metacarpiano del pulgar y el del índice, por la cara dorsal. Este punto no debe estimularse durante el embarazo, ya que puede producir contracciones uterinas que favorezcan el aborto.

3E: se encuentra situado en la cara, en la vertical que pasa por el centro de la pupila, a nivel del borde inferior de la aleta de la nariz.

1V: se encuentra en la cara, en el ángulo interno del ojo, encima del conducto lagrimal. Debe localizarse con el ojo cerrado y apartando el globo ocular.

16VG: se encuentra en la línea media posterior de la cabeza, a una anchura de pulgar por encima de la raíz del cabello.

26VG: se encuentra en la línea media de la cara, debajo de la nariz, en la unión del tercio medio con el tercio inferior del surco que va de la nariz al labio superior.

Uno o varios de estos puntos pueden ser suficientes para detener la hemorragia. Su estimulación puede repetirse al cabo de unos minutos si no cede.

Hemorroides

Las hemorroides son las varices de la parte final del intestino grueso, es decir, dilataciones de las venas del recto (hemorroides internas) o del ano (hemorroides externas). Entre los síntomas más frecuentes que producen se encuentran el picor, el dolor y el sangrado. Si se forma un trombo en su interior, el dolor es especialmente intenso, sobre todo al defecar.

El estreñimiento es el factor desencadenante más importante de las hemorroides, también conocidas con el nombre de almorranas, así como la vida sedentaria, el estrés y el embarazo. Por este motivo, una dieta equilibrada y rica en fibras de origen vegetal es esencial para su prevención. También es importante realizar ejercicio físico moderado de forma regular.

El sangrado que producen las hemorroides suele ser leve y a menudo pasa desapercibido, pero si es constante, favorece la aparición de una anemia crónica por agotamiento de los depósitos de hierro.

La medicina occidental dispone de medicamentos, generalmente en forma de pomada, para aliviar las molestias, y también de métodos de tipo quirúrgico, láser o esclerosis para eliminarlas cuando su volumen o los síntomas que producen son importantes. Los baños de asiento también proporcionan alivio.

La medicina oriental interpreta las hemorroides como una acumulación de calor y humedad en el intestino, asociado a un agotamiento de la energía. Los puntos de digitopuntura eficaces para aliviar el trastorno deben asociarse a una dieta adecuada, ejercicio físico y tratamiento médico. Los principales son los siguientes:

7P: se encuentra en la parte inferior del antebrazo, cerca de la muñeca en su cara externa, a dos anchuras de pulgar del pliegue de la muñeca, por encima de la arteria que se emplea para tomar el pulso (arteria radial).

3ID: se encuentra en la parte dorsal de la mano, en el límite entre palma y dorso, por detrás de la articulación del dedo meñique con el hueso metacarpiano.

5ID: se encuentra en la cara interna de la muñeca, del lado del dedo meñique, en el pliegue que forma la muñeca al doblarse.

4MC: se encuentra en la cara interna del brazo, a cinco anchuras de pulgar por encima del pliegue de la muñeca.

8MC: se encuentra en el centro de la palma de la mano, entre el segundo y el tercer metacarpiano.

1BP: se encuentra en el pie, en el ángulo interno de la uña del dedo gordo. Se estimula con la uña.

20BP: se encuentra en el tórax, a seis anchuras de pulgar de la línea media anterior, en el segundo espacio intercostal.

7R: se encuentra en la pierna, a dos anchuras de pulgar por encima del hueso que sobresale en la parte interna del tobillo.

18V: se encuentra en la espalda, a 1,5 anchuras de pulgar de la columna vertebral, en la horizontal que pasa por la parte inferior de la novena vértebra dorsal.

57V: se encuentra en la parte posterior de la pierna, en el surco que hay entre los dos músculos gemelos.

65V: se encuentra en la cara externa del pie, por detrás de la articulación del metacarpo con la falange del quinto dedo, entre la planta y el dorso del pie.

39VB: se encuentra en la cara externa de la pierna, a tres anchuras de pulgar por encima del hueso que sobresale en el tobillo.

1VG: se encuentra cerca del ano, entre el hueso final de la columna vertebral (coxis) y el orificio anal. Debe localizarse de rodillas con la cabeza hacia el suelo.

20VG: se encuentra en la línea media de la cabeza, en la parte más alta del cráneo.

Según la gravedad del trastorno, puede ser necesario estimular uno o varios de estos puntos diariamente o una sola vez a la semana.

Hipertensión arterial

La hipertensión arterial es una enfermedad bastante frecuente en nuestros días. Se trata de un trastorno de tipo crónico que no produce síntomas por sí mismo, si no es muy elevada, pero que predispone a una serie de enfermedades considerablemente graves, como la angina de pecho, el infarto de miocardio, los accidentes vasculares cerebrales, la insuficiencia renal, la alteración de las arterias de la retina, la insuficiencia cardiaca, etc. El hecho de que no produzca síntomas hace que los enfermos muchas veces descuiden su tratamiento, puesto que no notan ninguna mejoría en su estado general y además los medicamentos pueden presentar efectos secundarios desagradables.

Sin embargo, mantener unas cifras normales de presión arterial es muy importante para estos enfermos, puesto que así se pueden evitar los trastornos anteriormente mencionados. También es importante seguir ciertas normas dietéticas (no añadir sal a las comidas, evitar el café, etc.), no fumar y hacer ejercicio físico regularmente.

Las causas de la hipertensión no se conocen, excepto en un pequeño número de casos en los que se debe a ciertas enfermedades del riñón que tienen tratamiento. En estos enfermos, una intervención quirúrgica que elimine la causa renal de la hipertensión hará desaparecer el problema de forma definitiva. Los demás hipertensos deberán seguir el tratamiento médico durante toda su vida.

La medicina alternativa dispone también de métodos eficaces para complementar el tratamiento, que en algunas ocasiones permite disminuir los medicamentos. La digitopuntura también puede colaborar. Los puntos eficaces para disminuir la tensión sanguínea son los siguientes:

4IG: se encuentra en la mano, en el hueco que hay entre el metacarpiano del pulgar y el del índice, por la cara dorsal. Este punto no debe estimularse durante el embarazo, ya que puede producir contracciones uterinas que favorezcan el aborto.

11IG: se encuentra en la parte externa del codo, donde termina el pliegue que se forma al doblar el brazo.

7C: se encuentra en la cara interna del pliegue de la muñeca (del lado del dedo meñique).

9MC: se encuentra en el ángulo externo de la uña del dedo medio de la mano, el que se encuentra más cerca del segundo dedo.

5TR: se encuentra en la cara anterior del antebrazo, a dos anchuras de pulgar por encima del pliegue de la muñeca, entre los dos huesos (el cúbito y el radio).

36E: se encuentra a tres anchuras de pulgar por debajo de la punta de la rótula y a una anchura de pulgar por fuera de la tuberosidad de la tibia.

1R: se encuentra en la planta del pie, en la punta de la V que se forma en la misma.

3H: se encuentra en el pie, en el espacio entre el primero y segundo metatarsiano. No debe estimularse durante el embarazo.

13H: se encuentra en la parte lateral del tórax, en el borde libre de la undécima costilla. Para encontrar el punto, colocarse en posición tendida de lado con el brazo sobre el costado; la punta del codo marca el punto.

40V: se encuentra en el centro del pliegue posterior de la rodilla; se localiza con la pierna ligeramente doblada.

En caso de aumento importante de la presión arterial que produce síntomas, a veces, graves (intenso dolor de cabeza, ahogo, etc.), es necesario acudir al servicio de urgencias lo antes posible, pero durante el traslado del enfermo, pueden estimularse los siguientes puntos:

7C: se encuentra en la cara interna del pliegue de la muñeca (del lado del dedo meñique).

4MC: se encuentra en la cara interna del brazo, a cinco anchuras de pulgar por encima del pliegue de la muñeca.

7MC: se encuentra en el centro del pliegue de la muñeca, del lado de la palma de la mano.

Estos puntos no deben sustituir en ningún caso el tratamiento correcto y el control adecuado de la presión arterial, básico para evitar la aparición de otras enfermedades graves.

Hipo

El hipo no es una enfermedad, pero si un fenómeno muy molesto, especialmente cuando dura mucho tiempo. Se trata de la contracción periódica del diafragma, el músculo que separa el tórax del abdomen y que utilizamos para respirar.

Existen muchos métodos más o menos ortodoxos para quitar el hipo, desde asustar a la persona que lo padece hasta beber despacio sorbos de agua inclinándose sobre un vaso y bebiendo por el borde más alejado del mismo. Básicamente estos métodos pretenden que la persona afectada permanezca más o menos tiempo sin respirar. Sin embargo, a veces estos métodos fallan y, en algunos casos, el hipo se prolonga durante días e, incluso, requiere tratamiento médico. Aunque no se llegue a estos extremos, algunos puntos de digitopuntura pueden favorecer la desaparición de este molesto trastorno.

1P: se encuentra en el pecho, a seis anchuras de pulgar de la línea media del mismo y a 1,6 anchuras de pulgar por debajo de la clavícula.

17TR: se encuentra detrás del lóbulo de la oreja, en la hendidura que hay delante del hueso de la cabeza (apófisis mastoides).

16BP: se encuentra en la parte baja del tórax, en el punto de cruce de la vertical que pasa por el pezón y la horizontal que pasa por el borde de las costillas.

27R: se encuentra en el tórax, por debajo de la parte interna de la clavícula, entre ésta y la primera costilla, junto al esternón.

12VC: se encuentra a cuatro anchuras de pulgar por encima del ombligo, en la línea media del cuerpo, entre el ombligo y la punta del esternón.

17VC: se encuentra en la línea media anterior del cuerpo, a nivel de los pezones, sobre el esternón.

22VC: se encuentra en la base de la garganta, en la fosa que se forma por encima del extremo superior del esternón.

Estimular uno de estos puntos puede ser suficiente para detener el hipo, pero, en ocasiones, es necesario añadir otros si no cede.

Hipotensión arterial

La tensión baja no constituye verdaderamente un problema importante de salud, aunque puede ser algo molesto para el afectado, puesto que es fácil que sufra mareos, cansancio o debilidad. Se trata de un trastorno frecuente en chicas jóvenes y delgadas. Se considera normal una presión arterial de 120/80. No obstante, una persona con una presión arterial de 100/70 puede encontrarse perfectamente bien. De hecho, es mucho mejor tener la presión baja que padecer hipertensión (tensión por encima de 140/90), puesto que la hipertensión aumenta considerablemente el riesgo de enfermedades cardiovasculares, y la hipotensión sólo produce algunas molestias leves.

La medicina occidental no suele tratar la presión baja habitual, aunque dispone de algunos medicamentos para ello, no muy empleados. Más bien suele recomendarse la práctica de ejercicio físico regular y una buena alimentación.

Debemos considerar de forma muy diferente la disminución aguda de la presión arterial que se produce en ciertos trastornos graves, como una hemorragia causada por un accidente, una hemorragia interna, etc. Se trata de un problema realmente grave que requiere tratamiento urgente debido a la intensa pérdida de sangre o al *shock* producido por una enfermedad grave. No nos referiremos a este tipo de hipotensión sino a la que padecen algunas personas de forma más o menos permanente.

La medicina alternativa recomienda el ejercicio físico regular como forma de tonificar el organismo y aumentar la presión sanguínea. Una alimentación variada y rica es muy recomendable, así como un ligero aumento de peso en personas muy delgadas. Los tratamientos de hidroterapia, especialmente las duchas a presión y la alternancia de agua caliente y fría resultan muy eficaces.

La medicina china considera que se trata de una deficiencia de energía y dispone de ciertos puntos para aumentar su circulación. Su estimulación, junto con medidas de carácter general, permite corregir el trastorno. Los puntos más eficaces son los siguientes:

9P: se encuentra en el pliegue de la muñeca, donde se siente latir la arteria que sirve para tomar el pulso (arteria radial).

4IG: se encuentra en la mano, en el hueco que existe entre el metacarpiano del pulgar y el del índice, por la cara dorsal. Este punto no debe estimularse nunca durante el embarazo, ya que puede producir contracciones uterinas que favorezcan el aborto.

1C: se encuentra en la parte anterior del pliegue de la axila.

9C: se encuentra en el ángulo de la uña del dedo meñique de la mano, del lado del cuarto dedo.

9MC: se encuentra en el ángulo externo de la uña del dedo medio de la mano, el que se encuentra más cerca del segundo dedo.

16VG: se encuentra en la línea media posterior de la cabeza, a una anchura de pulgar por encima de la raíz del cabello.

Las personas con tendencia a la presión baja pueden estimular periódicamente uno o varios de estos puntos y también hacerlo cuando se sientan débiles.

Impotencia sexual

En muchas ocasiones, la impotencia sexual es un problema pasajero que no debe preocupar excesivamente, pero en otras, el trastorno empeora cada vez más y hace temer una causa subyacente más o menos importante.

En la mayoría de los casos, la impotencia tiene un origen psicológico: el estrés, el estilo de vida actual, los problemas emocionales, la ansiedad, etc. Además, se trata de un trastorno que no afecta sólo al hombre sino que involucra a su pareja sexual, lo que hace que empeore al estar pendiente del problema durante la relación sexual: el miedo a la falta de erección puede ser suficiente para agravar y favorecer la impotencia.

Sin embargo, no todo está en la mente, sino que existen diversas enfermedades que disminuyen la potencia sexual, especialmente las que afectan al sistema vascular y al sistema nervioso, como la diabetes, la hipertensión arterial y las enfermedades vasculares. No hay que olvidar que el mecanismo de la erección se basa en la llegada de gran cantidad de sangre a los cuerpos cavernosos del pene, una sangre que no puede volver a salir porque las venas de desagüe se cierran; se trata de un mecanismo delicado que se controla a través del sistema nervioso y que requiere la integridad del sistema vascular. Los medicamentos son otra causa posible de impotencia, ya que algunos de ellos la producen como efecto secundario.

Ante una impotencia de reciente aparición, siempre conviene consultar al médico, para que descarte un problema orgánico y examine minuciosamente los medicamentos que el afectado está tomando por si alguno de ellos pudiera ser el causante de la disfunción.

La medicina tradicional siempre ha desarrollado muchos remedios para aumentar la potencia sexual y curar la impotencia. Sin embargo, algunos de ellos no se ha demostrado que sean realmente eficaces, aunque su efecto psicológico puede ser importante. La medicina occidental puede tratar las causas orgánicas y dispone de un medicamento eficaz y muy famoso, pero con efectos secundarios nada despreciables, como todos los medicamentos. Los especialistas en trastornos sexuales disponen de numerosos métodos para el tratamiento de la impotencia que suelen involucrar a la pareja del afectado y resultan muy eficaces, aunque quizá de actuación lenta.

Cuando la impotencia se debe a un trastorno de origen psíquico, lo ideal es plantearse las causas y las posibles soluciones. En muchas ocasiones, se impone un cambio de vida, y, en otras, tomar medidas contra el estrés y hacer ejercicio físico regular. La digitopuntura puede ayudar en el proceso curativo a través de la estimulación de alguno de los siguientes puntos:

12BP: se encuentra en la ingle, a 3,5 anchuras de pulgar de la línea media del cuerpo, a nivel del borde inferior del hueso del pubis.

13BP: se encuentra en la ingle, a una anchura de pulgar por encima del 12BP.

36E: se encuentra a tres anchuras de pulgar por debajo de la punta de la rótula y a una anchura de pulgar por fuera de la tuberosidad de la tibia.

1R: se encuentra en la planta del pie, en la punta de la V que se forma en la misma.

3R: se encuentra en la cara interna del pie, por detrás del hueso que sobresale en el tobillo.

23V: se encuentra en la parte baja de la espalda, a 1,5 anchuras de pulgar de la columna vertebral, a la altura de la cintura (borde inferior de la segunda vértebra lumbar).

34V: se encuentra en la parte final de la espalda, a una anchura de pulgar de la línea central del cuerpo, a nivel del cuarto agujero del sacro.

52V: se encuentra a tres anchuras de pulgar de la columna vertebral, a la altura de la cintura (borde inferior de la segunda vértebra lumbar).

4VC: se encuentra en la línea media anterior, a tres anchuras de pulgar por debajo del ombligo. No debe utilizarse en mujeres en periodo de lactancia.

6VC: se encuentra a 1,5 anchuras de pulgar por debajo del ombligo, en la línea media del cuerpo, a mitad de distancia entre el ombligo y el hueso del pubis. No debe estimularse en mujeres en periodo de lactancia.

No es necesario estimular todos los puntos, puede ser suficiente con el empleo de algunos de ellos en sesiones diarias o varias veces a la semana, según la respuesta, siempre asociados al tratamiento general del trastorno.

Todos padecemos insomnio en algún momento de nuestra vida, debido a una preocupación, estrés, dolor, ansiedad, depresión, etc. Algunas personas lo padecen durante periodos largos de tiempo, de forma que interfiere considerablemente en su vida cotidiana. El sueño es necesario para una actividad diurna normal y también para el buen funcionamiento del organismo, por lo tanto, es necesario solucionar cuanto antes el problema.

La medicina occidental dispone de múltiples medicamentos para inducir el sueño, de hecho, estos fármacos forman parte del grupo de los más consumidos en la actualidad. Sin embargo, el sueño que inducen no es igual al natural y, por otra parte, son medicamentos con efectos secundarios nada despreciables. El problema más importante que tienen es que producen adicción, de forma que la persona que los toma durante mucho tiempo, se acostumbra a tomarlos y ya no puede dormir sin ellos. Lo ideal es tomar estos medicamentos sólo en caso de absoluta necesidad, de forma esporádica, durante unos pocos días y siempre por prescripción médica.

Por otra parte, muchas veces no es necesario recurrir a los medicamentos, ya que una serie de medidas naturales pueden favorecer un sueño normal. Es conveniente seguir un horario regular de sueño, es decir, acostarse y levantarse cada día a la misma hora. No es conveniente cenar justo antes de acostarse, es mejor dejar pasar dos o tres horas antes de hacerlo. Un baño tibio a última hora de la tarde puede favorecer el sueño, así como una infusión de tila o valeriana antes de acostarse. Además de éstos y otros métodos para favorecer el sueño, la digitopuntura puede ser de gran ayuda con la estimulación de los puntos siguientes:

7C: se encuentra en la cara interna del pliegue de la muñeca (del lado del dedo meñique).

6MC: se encuentra en el centro de la cara interna del antebrazo, a dos anchuras de pulgar del pliegue de la muñeca.

6R: se encuentra en la cara interna del pie, un poco por debajo del hueso que sobresale en el tobillo.

10V: se encuentra en la nuca, por debajo del hueso occipital, a 1,3 anchuras de pulgar a ambos lados de la columna vertebral.

43V: se encuentra en la espalda, a tres anchuras de pulgar de la columna vertebral, a nivel de la parte inferior de la cuarta vértebra dorsal. Con los brazos extendidos, está a nivel de la punta de la escápula.

62V: se encuentra en la cara externa del pie, en una depresión que hay por debajo del hueso que sobresale en el tobillo.

20VB: se encuentra en la nuca, por debajo del hueso occipital, a tres anchuras de pulgar de la columna vertebral.

17VC: se encuentra en la línea media anterior del cuerpo, a nivel de los pezones, sobre el esternón.

16VG: se encuentra en la línea media posterior de la cabeza, a una anchura de pulgar por encima de la raíz del cabello.

La estimulación de varios de estos puntos antes de acostarse favorece un sueño reparador. Debe realizarse una sesión diaria durante la fase aguda del trastorno, asociada a otras medidas generales, y pasar a dos o tres sesiones semanales cuando el problema haya remitido.

Lumbago

El dolor en la parte baja de la columna vertebral recibe el nombre de lumbago o lumbalgia. Es un trastorno frecuente, sobre todo en personas que realizan trabajos pesados o que deben levantar pesos, pero también puede presentarse en personas que tienen un trabajo sedentario, especialmente si no realizan ejercicio físico.

En muchas ocasiones, las radiografías de la parte inferior de la columna vertebral no muestran ninguna alteración; otras veces, se observan diversos tipos de trastornos vertebrales responsables del dolor. Puede estar afectado el disco intervertebral, una estructura que hace de almohada entre dos vértebras; este disco puede verse lesionado debido a una enfermedad vertebral, como la artrosis, y desencadenar un lumbago. Se trata de un dolor agudo, generalmente de aparición repentina con motivo de un movimiento brusco o al levantar un peso. Este dolor puede hacerse insoportable hasta el punto de no poder caminar. Suele durar una o dos semanas.

La base del tratamiento del lumbago es el reposo y el tratamiento analgésico y antiinflamatorio. Una bolsa de agua caliente sobre la zona suele producir un gran alivio, así como la estimulación de algunos de los siguientes puntos de digitopuntura. Como método preventivo, es conveniente realizar algún tipo de ejercicio físico que refuerce la musculatura de la zona, como la natación, siempre después de consultarlo con el médico.

6ID: se encuentra en la cara interna del antebrazo, cerca de la muñeca por el lado del dedo meñique, a una anchura de pulgar por encima del hueso que sobresale en la muñeca.

31E: se encuentra en la parte superior y anterior del muslo, cerca de la ingle, a cuatro anchuras de pulgar por debajo del borde superior del pubis.

3R: se encuentra en la cara interna del pie, por detrás del hueso que sobresale en el tobillo.

23V: se encuentra en la parte baja de la espalda, a 1,5 anchuras de pulgar de la columna vertebral, a la altura de la cintura (borde inferior de la segunda vértebra lumbar).

25V: se encuentra en la zona lumbar, a 1,5 anchuras de pulgar de la columna vertebral y en la horizontal que pasa por el borde inferior de la cuarta vértebra lumbar.

26V: se encuentra en la parte baja de la espalda, a 1,5 anchuras de pulgar de la columna vertebral, en la horizontal que pasa por el borde inferior de la quinta vértebra lumbar.

31V: se encuentra en la parte final de la espalda, a 1,5 anchuras de pulgar de la línea central del cuerpo, a nivel del primer agujero del sacro.

32V: se encuentra en la parte final de la espalda, a 1,5 anchuras de pulgar de la línea central del cuerpo, a nivel del segundo agujero del sacro.

33V: se encuentra en la parte final de la espalda, a una anchura de pulgar de la línea central del cuerpo, a nivel del tercer agujero del sacro.

34V: se encuentra en la parte final de la espalda, a una anchura de pulgar de la línea central del cuerpo, a nivel del cuarto agujero del sacro.

56V: se encuentra en la cara posterior de la pierna, a cinco anchuras de pulgar por debajo del pliegue de la rodilla.

57V: se encuentra en la parte posterior de la pierna, en el surco que hay entre los dos músculos gemelos.

65V: se encuentra en la cara externa del pie, por detrás de la articulación del metacarpo con la falange del quinto dedo, entre la planta y el dorso del pie.

25VB: se encuentra en el costado, por debajo del extremo libre de la última costilla, en la horizontal que pasa a una anchura de pulgar por encima del ombligo.

38VB: se encuentra en la zona externa de la pierna, a cuatro anchuras de pulgar por encima del hueso que sobresale en el tobillo.

4VG: se encuentra en la zona lumbar, en la línea media de la espalda, por debajo de la cuarta vértebra lumbar.

7VG: se encuentra en la zona lumbar, en la línea media de la espalda, por debajo de la décima vértebra lumbar.

La estimulación de algunos de estos puntos puede ser suficiente para aliviar el dolor, sobre todo si las sesiones se inician en cuanto aparecen los síntomas. Conviene realizar dos o tres sesiones diarias en la fase aguda del dolor y espaciarlas a una diaria cuando empiece a disminuir. Pueden estimularse algunos de estos puntos varias veces a la semana como método preventivo.

Mareo del movimiento

Este molesto trastorno es capaz de estropear un viaje en barco, en avión o en coche y hace la vida imposible a las personas que lo padecen y a los padres de los niños afectados. Se trata de una sensación muy desagradable de inestabilidad, malestar y náuseas que a veces termina en vómitos. Se debe a la estimulación que el movimiento del vehículo produce en el sistema vestibular del oído interno, que se encarga de darnos información sobre la posición de la cabeza para que podamos mantener el equilibrio.

Algunas personas son muy sensibles al movimiento del vehículo, no se sabe muy bien el motivo. Los médicos aconsejan tomar un comprimido de dimenhidrinato antes del viaje para evitar el mareo, así como seguir una serie de consejos: no viajar con el estómago completamente vacío o muy lleno, no beber alcohol antes del viaje, colocarse en el asiento delantero del coche o en la zona media del autobús, no mover mucho la cabeza de un lado a otro durante el viaje, mirar al frente hacia un punto lejano del paisaje, etc. Sin embargo, muchas veces, cuanto más se piensa en evitar el mareo, más se presenta.

La digitopuntura resulta sumamente eficaz para prevenirlo e incluso para hacerlo desaparecer una vez que ya ha aparecido. Los puntos activos para aliviar este trastorno son los siguientes:

17ID: se encuentra en la cara, por debajo del lóbulo de la oreja, detrás de la mandíbula y delante del músculo esternocleidomastoideo.

5MC: se encuentra en el centro de la cara anterior del antebrazo, a tres anchuras de pulgar por encima del pliegue de la muñeca.

6MC: se encuentra en el centro de la cara interna del antebrazo, a dos anchuras de pulgar del pliegue de la muñeca.

16BP: se encuentra en la parte baja del tórax, en el punto de cruce de la vertical que pasa por el pezón y la horizontal que pasa por el borde de las costillas.

36E: se encuentra a tres anchuras de pulgar por debajo de la punta de la rótula y a una anchura de pulgar por fuera de la tuberosidad de la tibia.

45E: se encuentra en el pie, en el ángulo externo de la uña del segundo dedo, el más cercano al tercer dedo.

3H: se encuentra en el pie, en el espacio entre el primer y segundo metatarsiano. No debe estimularse durante el embarazo.

Las personas propensas al mareo del movimiento, especialmente los niños, deben estimular uno o varios de estos puntos antes del viaje y repetirlos durante el mismo si es muy largo. Conviene probar varios puntos en viajes diferentes para averiguar cuál es el más activo en cada caso.

MENOPAUSIA

La menopausia es un periodo normal en la vida de la mujer, en el que los ovarios dejan progresivamente de fabricar hormonas y, como consecuencia, se producen una serie de cambios fisiológicos que pueden acompañarse de trastornos más o menos molestos. Para muchas mujeres, este periodo de transición transcurre sin problemas, pero algunas experimentan molestias más o menos importantes, como sofocos, trastornos emocionales, irritabilidad, ansiedad, insomnio, palpitaciones, sequedad vaginal, dolores articulares, etc.

La disminución de las hormonas sexuales femeninas que se produce en la menopausia aumenta el riesgo de padecer enfermedades cardiovasculares y también osteoporosis; éste es el motivo principal por el que algunos médicos recomiendan a las mujeres menopáusicas que realicen un tratamiento hormonal sustitutivo en este periodo. Sin embargo, este tratamiento hormonal no carece de efectos secundarios y al parecer aumenta el riesgo de sufrir cierto tipo de cánceres, por lo cual, son bastantes las mujeres que prefieren evitarlo y utilizar métodos naturales para aliviar sus síntomas.

No cabe duda de que, para disminuir el riesgo de enfermedades cardiovasculares y de osteoporosis, lo mejor es seguir una dieta adecuada y hacer ejercicio moderado de forma regular durante toda la vida, no sólo al acercarse la menopausia. Sin embargo, la medicina alternativa dispone de plantas medicinales eficaces (ricas en fitoestrógenos), así como de otras técnicas para aliviar las molestias. La digitopuntura también actúa en este sentido, mediante los puntos que se describen a continuación:

6C: se encuentra un poco más arriba del pliegue anterior de la muñeca, del lado del dedo meñique, entre éste y el anular.

6MC: se encuentra en la cara anterior del antebrazo, en el centro, a dos anchuras de pulgar del pliegue de la muñeca.

36E: se encuentra a tres anchuras de pulgar por debajo de la punta de la rótula y a una anchura de pulgar por fuera de la tuberosidad de la tibia.

6R: se encuentra en la cara interna del pie, un poco por debajo del hueso que sobresale en el tobillo.

6VC: se encuentra a 1,5 anchuras de pulgar por debajo del ombligo, en la línea media del cuerpo, entre el ombligo y el hueso del pubis.

24VC: se encuentra en la línea media de la cara, inmediatamente por encima del mentón, en la depresión que se forma.

La estimulación de todos o alguno de estos puntos favorece el alivio de los síntomas de la menopausia. Además, pueden estimularse los puntos de las molestias concretas, si predomina alguna, como los sofocos, etc. Puede ser suficiente con una sesión, dos o tres veces a la semana, según la respuesta.

Miopía

La miopía es un trastorno ocular por el cual los objetos se enfocan antes de alcanzar la retina y, por lo tanto, se ven borrosos. Esto ocurre porque el globo ocular tiene una forma algo alargada hacia atrás, en lugar de ser esférico como en las personas con visión normal.

El grado de miopía se mide en dioptrías, de forma que a mayor cantidad de dioptrías, peor visión.

La solución habitual para que el miope pueda ver con normalidad es utilizar unas gafas adecuadas a sus dioptrías; la lente adaptada hace que los objetos se enfoquen sobre la retina y dejen de verse borrosos. También existe la posibilidad de llevar lentillas. Actualmente, la cirugía ocular es capaz de corregir de forma prácticamente total la miopía en una gran mayoría de afectados, y las técnicas para tratar la miopía siguen mejorando día a día.

Uno de los problemas que los miopes temen más es el empeoramiento progresivo de su trastorno, y es aquí donde algunos métodos físicos pueden ser de utilidad. Los optometristas recomiendan realizar una serie de ejercicios para favorecer el mantenimiento e, incluso, la mejoría de la miopía. También la digitopuntura puede trabajar en este sentido con la estimulación de algunos de los siguientes puntos:

1V: se encuentra en la cara, en el ángulo interno del ojo, encima del conducto lagrimal. Debe localizarse con el ojo cerrado y apartando el globo ocular.

2V: se encuentra en la cara, en el extremo interno de la ceja, donde ésta se une con el puente de la nariz.

40V: se encuentra en el centro del pliegue posterior de la rodilla; se localiza con la pierna ligeramente doblada.

21VB: se encuentra en la línea que va del cuello al hombro, a dos anchuras de pulgar del cuello, sobre el músculo trapecio.

16VG: se encuentra en la línea media posterior de la cabeza, a una anchura de pulgar por encima de la raíz del cabello.

Es conveniente realizar sesiones diarias o varias veces a la semana (según la intensidad de la miopía) de forma regular, estimulando varios puntos.

Náuseas y vómitos

Estos molestos síntomas aparecen en numerosas enfermedades y trastornos, desde una ligera indigestión hasta una enfermedad grave del aparato digestivo o un cólico nefrítico. Entre las causas más frecuentes se encuentran la ingesta excesiva, los alimentos en mal estado, las infecciones gastrointestinales, el embarazo y el mareo del movimiento, pero también pueden producir náuseas, migraña, úlcera de estómago, cáncer gástrico, cólico hepático o renal, infarto de miocardio y otras muchas enfermedades, como el nerviosismo o el estrés agudo.

Cuando llega al estómago un alimento en mal estado o que contiene elementos perjudiciales para el organismo, la reacción natural es expulsarlo a través del vómito. Se trata de un fenómeno defensivo y, por lo tanto, beneficioso. En este sentido, favorecer su eliminación es positivo. Muchos métodos naturales favorecen esta eliminación de la sustancia perjudicial ingerida, entre ellos, la digitopuntura. Por otra parte, si las náuseas no se deben a la ingesta de un producto dañino, la estimulación de los puntos no produce el vómito sino que alivia las náuseas sin más.

Si las náuseas persisten durante mucho tiempo, se acompañan de otros síntomas preocupantes (dolor en el pecho, en la zona media de la espalda, en el abdomen, en la cabeza, etc.) o se repiten con frecuencia, conviene acudir al médico para que averigüe y trate su causa lo antes posible.

Los puntos más utilizados para aliviar las náuseas se describen a continuación:

3P: se encuentra en la cara anterior del brazo, a tres anchuras de pulgar por debajo de la axila, en el borde externo del músculo bíceps.

7P: se encuentra en la parte inferior del antebrazo, cerca de la muñeca en su cara externa, a dos anchuras de pulgar del pliegue de la muñeca, por encima de la arteria que se emplea para tomar el pulso (arteria radial).

1C: se encuentra en la parte anterior del pliegue de la axila.

6MC: se encuentra en la cara anterior del antebrazo, en el centro, a dos anchuras de pulgar del pliegue de la muñeca.

6BP: se encuentra en la cara interna de la pierna, a tres anchuras de pulgar del hueso que sobresale en la parte interna del tobillo. Este punto no debe estimularse durante el embarazo.

21E: se encuentra en el abdomen, a dos anchuras de pulgar de la línea media del cuerpo y a cuatro anchuras de pulgar por encima del ombligo.

25E: se encuentra en el abdomen, a dos anchuras de pulgar de la línea media, a nivel del ombligo.

36E: se encuentra a tres anchuras de pulgar por debajo de la punta de la rótula y a una anchura de pulgar por fuera de la tuberosidad de la tibia.

40E: se encuentra en la parte anterior y un poco hacia fuera de la pierna, a ocho anchuras de pulgar del hueso que sobresale en el tobillo.

3H: se encuentra en el pie, en el espacio entre el primer y segundo metatarsiano. No debe estimularse durante el embarazo.

13H: se encuentra en la parte lateral del tórax, en el borde libre de la undécima costilla. Para encontrar el punto, hay que colocarse en posición tendida de lado con el brazo sobre el costado; la punta del codo marca el punto.

3VC: se encuentra en la línea media anterior del cuerpo, a cuatro anchuras de pulgar por debajo del ombligo.

12VC: se encuentra a cuatro anchuras de pulgar por encima del ombligo, en la línea media del cuerpo, a mitad de distancia entre el ombligo y la punta del esternón.

Conviene estimular alguno de estos puntos en cuanto aparezcan los primeros síntomas de indigestión o náuseas. Si se trata de algún alimento perjudicial, el tratamiento provocará el vómito y los síntomas desaparecerán rápidamente.

Obesidad

La obesidad no es un problema en sí mismo sino porque favorece otras enfermedades y empeora muchos trastornos. Una persona obesa tiene mayor riesgo de padecer enfermedades cardiovasculares, arteriosclerosis y diabetes, pero además sus problemas articulares (artrosis, etc.) se verán agravados por el mayor peso que tienen que soportar las articulaciones. Por otra parte, la imagen que una persona tiene de sí misma es importante desde el punto de vista psicológico, y la obesidad no suele favorecer una imagen positiva. Los obesos caen fácilmente en el círculo vicioso de obesidad-dificultad para hacer ejercicio-más obesidad.

Por lo tanto, lo ideal es seguir una dieta y hacer ejercicio físico regular a lo largo de toda la vida. La alimentación es especialmente importante, puesto que en la actualidad se venden productos elaborados muy ricos en grasas e hidratos de carbono, que favorecen el aumento de peso: pastas, platos precocinados, salsas, refrescos, etc. La dieta ideal está formada por productos naturales cocinados de forma sencilla y sin demasiado aceite. Las frutas y las verduras deben estar en todos los platos del día, así como el agua, que conviene beber en abundancia. Si se tiene tendencia a la obesidad, también es una buena idea destinar un día de la semana al ayuno; no es necesario abstenerse de todo tipo de alimentos, puede tomarse sólo fruta en las tres comidas diarias (tres o cuatro piezas cada vez).

Existen muchas dietas y métodos para adelgazar, pero no es recomendable entrar en la rueda de ganar peso, hacer dieta para perderlo y después volver a recuperarlo. Lo mejor es encontrar la dieta ideal para mantener el peso adecuado. La ayuda de un profesional puede ser muy importante. La digitopuntura también constituye una ayuda inestimable en el proceso de adelgazamiento o de mantenimiento del peso ideal. Los siguientes puntos son los más indicados:

4IG: se encuentra en la mano, en el hueco que hay entre el metacarpiano del pulgar y el del índice, por la cara dorsal. Este punto no debe estimularse durante el embarazo, ya que puede producir contracciones uterinas que favorezcan el aborto.

1ID: se encuentra en la mano, en el ángulo de la uña del dedo meñique más alejado del cuarto dedo. Se estimula con la uña.

2TR: se encuentra en la mano, en la comisura entre el cuarto y el quinto dedo, más cerca del cuarto. Se localiza con la mano cerrada.

36E: se encuentra a tres anchuras de pulgar por debajo de la punta de la rótula y a una anchura de pulgar por fuera de la tuberosidad de la tibia.

54R: se encuentra en el centro del pliegue posterior de la rodilla. Para localizarlo, es conveniente doblar un poco la pierna.

13H: se encuentra en la parte lateral del tórax, en el borde libre de la undécima costilla. Para encontrar el punto, hay que colocarse en posición tendida de lado con el brazo sobre el costado; la punta del codo marca el punto.

6VC: se encuentra a 1,5 anchuras de pulgar por debajo del ombligo, en la línea media del cuerpo, entre el ombligo y el hueso del pubis. Este punto no debe estimularse en mujeres en periodo de lactancia.

12VC: se encuentra a cuatro anchuras de pulgar por encima del ombligo, en la línea media del cuerpo, entre el ombligo y la punta del esternón.

15VC: se encuentra en la línea media del tórax, en el extremo inferior del esternón.

Las personas que siguen una dieta para adelgazar deberían realizar una sesión diaria de digitopuntura, asociada a ejercicio físico moderado. Cuando se alcance el peso deseado, debe mantenerse al menos una sesión semanal de digitopuntura y, por supuesto, el ejercicio, al menos una hora tres veces a la semana.

Palpitaciones

Recibe el nombre de palpitaciones una desagradable sensación de sentir el corazón palpitar fuerte y, a veces, de forma irregular. Se trata de un síntoma al que los médicos no suelen dar demasiada importancia, pero que resulta muy molesto, a veces incluso angustioso, para la persona que lo padece. Algunas personas dicen que tienen la impresión de que el corazón se les va a salir del pecho, otras sienten latidos irregulares o aceleraciones del ritmo cardiaco. Estas sensaciones hacen que la persona afectada esté pendiente de su corazón y vea alterada su vida cotidiana en mayor o menor grado.

Objetivamente, este trastorno se puede manifestar en el electrocardiograma por la presencia de extrasístoles. Un extrasístole es un latido anormal que surge antes de tiempo y se sigue de una pausa compensadora más larga de lo normal. Esto hace que el enfermo experimente una desagradable sensación de salto en el pecho, seguido de una serie de latidos normales más intensos y rápidos. Si estos latidos irregulares son muy frecuentes, la sensación de malestar es importante. Por otra parte, puede desencadenarse una crisis de taquicardia paroxística, en la que el corazón aumenta mucho su frecuencia.

En muchos casos, las causas de las palpitaciones no llegan a conocerse. Otras veces, existe una enfermedad orgánica que las favorece, como la anemia, el exceso de producción de hormonas por parte de la glándula tiroides o ciertas alteraciones del corazón. Las personas que no padecen ninguna enfermedad pueden padecer palpitaciones debido a situaciones de nerviosismo, estrés o trastornos emocionales, a veces larvados o desconocidos por el propio afectado. La práctica de un deporte intensivo también puede favorecer la aparición de latidos irregulares.

En general, las palpitaciones no se consideran peligrosas, excepto si se deben a una enfermedad, especialmente del corazón, puesto que en este caso, pueden desencadenar arritmias más graves e incluso mortales. La medicina occidental no suele administrar ningún tratamiento específico para el corazón, aunque puede recomendar un medicamento para eliminar la ansiedad, como una benzodiazepina (medicamentos del grupo del diazepam).

La medicina alternativa dispone de algunos métodos eficaces para aliviar o disminuir las palpitaciones, así como para luchar contra el estrés. La digitopuntura puede contribuir eficazmente al enfoque global del problema con la estimulación periódica de los puntos siguientes:

5IG: se encuentra en la cara lateral de la muñeca, entre los dos tendones que sobresalen cuando se estira el dedo gordo.

5C: se encuentra cerca de la cara interna de la muñeca, del lado del dedo meñique, a una anchura de pulgar por encima del pliegue de la muñeca.

6C: se encuentra un poco más arriba del pliegue anterior de la muñeca, del lado del dedo meñique, entre éste y el anular.

7C: se encuentra en la cara interna del pliegue de la muñeca (del lado del dedo meñique).

8C: se encuentra en la palma de la mano, entre el cuarto y el quinto metacarpiano. Si se cierra el puño, la punta del dedo meñique indica el punto.

9C: se encuentra en el ángulo de la uña del dedo meñique de la mano, del lado del cuarto dedo.

3MC: se encuentra en el centro del pliegue del codo, en el borde interno del tendón del bíceps.

6MC: se encuentra en el centro de la cara interna del antebrazo, situado a dos anchuras de pulgar del pliegue de la muñeca.

36E: se encuentra a tres anchuras de pulgar por debajo de la punta de la rótula y a una anchura de pulgar por fuera de la tuberosidad de la tibia.

41E: se encuentra en el centro de la parte anterior del tobillo.

15V: se encuentra en la espalda, a 1,5 anchuras de pulgar de la columna vertebral, en la horizontal que pasa por el borde inferior de la quinta vértebra dorsal.

62V: se encuentra en la cara externa del pie, en la depresión que existe por debajo del hueso que sobresale en el tobillo.

64V: se encuentra en la cara externa del pie, por detrás del tubérculo del quinto metatarsiano.

9VB: se encuentra en la parte lateral de la cabeza, a dos anchuras de pulgar por encima del límite del cabello, sobre la oreja.

19VB: se encuentra en la cabeza, detrás de la oreja, a tres anchuras de pulgar del límite del cabello.

43VB: se encuentra en la cara externa del pie, en el espacio que hay entre el cuarto y el quinto dedo, más cerca del cuarto.

12VC: se encuentra a cuatro anchuras de pulgar por encima del ombligo, en la línea media del cuerpo, entre el ombligo y la punta del esternón.

15VC: se encuentra en la línea media del tórax, en el extremo inferior del esternón.

17VC: se encuentra en la línea media anterior del cuerpo, a nivel de los pezones, sobre el esternón.

11VG: se encuentra en la línea media de la espalda, por debajo de la quinta vértebra dorsal.

16VG: se encuentra en la línea media posterior de la cabeza, a una anchura de pulgar por encima de la raíz del cabello.

20VG: se encuentra en la línea media de la cabeza, en la parte más alta del cráneo.

No hace falta estimular todos estos puntos, con algunos de ellos puede ser suficiente para aliviar el trastorno. Las sesiones deben ser diarias en periodos de palpitaciones frecuentes y reducirse a dos o tres a la semana, e incluso menos, en periodos de normalidad. Conviene asociar otros métodos de control del estrés, como ejercicio físico moderado, yoga, relajación, etc.

Pérdida de audición

La disminución de la agudeza auditiva es cada vez más frecuente en nuestros días, quizá debido al exceso de ruidos al que sometemos las delicadas estructuras del oído interno. La música estridente de las discotecas y el volumen alto del *walkman* son dos causas de disminución de la audición en jóvenes. Por otra parte, las personas que trabajan en un ambiente de ruido intenso corren un riesgo elevado de sordera y, a pesar de que la legislación es estricta, muchas veces no se cumple.

Además del exceso de ruido, existen otras muchas causas de disminución de la audición, algunas de ellas curables con el tratamiento adecuado. Las infecciones del oído medio, frecuentes en la infancia, pueden producir una disminución temporal de la agudeza auditiva, que puede hacerse permanente si se repiten con frecuencia y si no se tratan de forma adecuada.

El otorrinolaringólogo es el especialista encargado de los trastornos del oído. Dispone de aparatos para valorar el grado de afectación de la audición, así como el lugar del oído afectado. También puede indicar el tratamiento adecuado y recomendar la colocación de un audífono, si puede ser útil para el tipo de sordera del paciente.

Además del tratamiento médico, es conveniente no someterse a ruidos excesivos para no empeorar los síntomas. La estimulación de algunos de los siguientes puntos de digitopuntura puede ayudar a mejorar la audición, siempre asociados al tratamiento.

4IG: se encuentra en la mano, en el hueco que hay entre el metacarpiano del pulgar y el del índice, por la cara dorsal. Este punto no debe estimularse durante el embarazo, ya que puede producir contracciones uterinas que favorezcan el aborto.

5IG: se encuentra en la cara lateral de la muñeca, entre los dos tendones que sobresalen cuando se estira el dedo gordo.

1ID: se encuentra en la mano, en el ángulo de la uña del dedo meñique más alejado del cuarto dedo. Se estimula con la uña.

3ID: se encuentra en la parte dorsal de la mano, en el límite entre la palma y el dorso, por detrás de la articulación del dedo meñique con el hueso metacarpiano.

8ID: se encuentra en el antebrazo, entre el hueso central del codo y el interno. Se localiza con el brazo un poco doblado.

17ID: se encuentra en la cara, por debajo del lóbulo de la oreja, detrás de la mandíbula y delante del músculo esternocleidomastoideo.

19ID: se encuentra delante de la oreja, en el hueco de la articulación de la mandíbula que aparece al abrir la boca.

2TR: se encuentra en la mano, en la comisura entre el cuarto y el quinto dedo, más cerca del cuarto. Se localiza con la mano cerrada.

3TR: se encuentra en el dorso de la mano, en una depresión cerca de la articulación de la falange del cuarto dedo con la muñeca.

5TR: se encuentra en la cara anterior del antebrazo, a dos anchuras de pulgar por encima del pliegue de la muñeca, entre los dos huesos (el cúbito y el radio).

6TR: se encuentra en el dorso del antebrazo, a tres anchuras de pulgar del pliegue que se forma al doblar la mano, entre los dos huesos (cúbito y radio).

7E: se encuentra en la cara, a una anchura de pulgar por delante de la oreja, en un hueco que se forma al abrir la boca.

3R: se encuentra en la cara interna del pie, por detrás del hueso que sobresale en el tobillo.

2H: se encuentra en el espacio entre el dedo gordo del pie y el segundo dedo, más cerca del dedo gordo.

17TR: se encuentra detrás del lóbulo de la oreja, en la hendidura que hay delante del hueso de la cabeza (apófisis mastoides).

21TR: se encuentra delante de la oreja, algo por encima de la articulación de la mandíbula. Se localiza mejor con la boca abierta.

23V: se encuentra en la parte baja de la espalda, a 1,5 anchuras de pulgar de la columna vertebral, a la altura de la cintura (borde inferior de la segunda vértebra lumbar).

2VB: se encuentra delante de la oreja, un poco por debajo del hueco de la articulación de la mandíbula. Se localiza con la boca abierta.

No es necesario estimular todos estos puntos, basta con emplear algunos de ellos y realizar sesiones diarias o varias sesiones a la semana mientras exista la deficiencia.

Pérdida de memoria

La memoria es una capacidad muy apreciada por todos, por eso cuando tenemos la sensación de que la perdemos, nos sentimos preocupados. ¿Será Alzheimer? Pero no es necesario llegar a cierta edad para tener problemas de memoria; los estudiantes que dedican muchas horas al estudio también la pueden perder cuando más la necesitan... El cansancio, la actividad frenética de la vida actual, la falta de relajación y de ocio pueden favorecer los olvidos.

No obstante, ante una pérdida de memoria clara y progresiva a cualquier edad, conviene consultar al médico, puesto que existen ciertas enfermedades cerebrales capaces de alterar esta valiosa facultad, entre ellas un tumor cerebral, que muchas veces puede operarse con éxito. La enfermedad de Alzheimer se presenta en ancianos y todavía no tiene un tratamiento realmente eficaz, aunque se están haciendo muchos progresos.

La digitopuntura puede favorecer la memoria, así como la capacidad de concentración, pero también es importante llevar una vida relajada, hacer ejercicio físico de forma regular y seguir una dieta equilibrada.

Los puntos más adecuados para conservar y aumentar la memoria son los siguientes:

36E: se encuentra a tres anchuras de pulgar por debajo de la punta de la rótula y a una anchura de pulgar por fuera de la tuberosidad de la tibia.

10V: se encuentra en la nuca, por debajo del hueso occipital, a 1,3 anchuras de pulgar a ambos lados de la columna vertebral.

3H: se encuentra en el pie, en el espacio entre el primer y segundo metatarsiano. No debe estimularse durante el embarazo.

20VB: se encuentra en la nuca, por debajo del hueso occipital, a tres anchuras de pulgar de la columna vertebral.

17VC: se encuentra en la línea media anterior del cuerpo, a nivel de los pezones, sobre el esternón.

20VG: se encuentra en la línea media de la cabeza, en la parte más alta del cráneo.

26VG: se encuentra en la línea media de la cara, debajo de la nariz, en la unión del tercio medio con el tercio inferior del surco que va de la nariz al labio superior.

Uno o varios de estos puntos pueden bastar para aumentar la memoria y la concentración. Conviene estimularlos diariamente, sobre todo antes de realizar una actividad que requiere memoria y concentración, como el estudio o la lectura.

Pirosis

La pirosis es una sensación de acidez, ardor o dolor que asciende desde la boca del estómago hasta la garganta. A veces, se acompaña de regurgitaciones, es decir, de ascenso de parte del contenido del estómago, y en ocasiones sólo de ácido, hacia la boca, sin el esfuerzo del vómito ni náuseas.

Este trastorno puede deberse simplemente a la relajación de una especie de válvula que separa el estómago del esófago; esta relajación permite el paso del alimento o del jugo gástrico hacia el esófago debido a la presión que existe en el interior del abdomen. Algunos alimentos, como el café, favorecen esta relajación, así como una comida abundante. También puede deberse a una enfermedad del esófago o del estómago que destruya o altere esta válvula, como una hernia de hiato (porción de estómago que asciende hacia el tórax) o un cáncer.

El esófago es un órgano que no está acostumbrado a soportar el ácido del estómago, por lo tanto, se lesiona si este ácido lo baña muy a menudo. Por este motivo, conviene que las personas que padecen pirosis con mucha frecuencia acudan al médico para averiguar su causa y poner en marcha un tratamiento adecuado, que en algunas ocasiones puede ser quirúrgico.

Sin embargo, la mayoría de las veces se trata de un trastorno esporádico o poco frecuente que se alivia con una serie de medidas sencillas, como la ingesta de un antiácido y la precaución de no tenderse inmediatamente después de las comidas. También resulta eficaz elevar las patas de la cabecera de la cama unos diez centímetros mediante un taco de madera, por ejemplo, para mantener el cuerpo en una posición algo inclinada.

La digitopuntura puede ser eficaz en los casos leves mediante la estimulación de estos puntos:

44E: se encuentra en el dorso del pie, en la parte inferior del surco que existe entre el segundo y el tercer metatarsiano.

23VB: se encuentra en la parte lateral del tórax, un poco por delante de la axila y a tres anchuras de pulgar por debajo de la misma.

24VB: se encuentra en el tórax, en la vertical del pezón, entre la séptima y la octava costilla.

40VB: se encuentra en la cara externa del pie, por delante y por debajo del hueso que sobresale en el tobillo.

12VC: se encuentra a cuatro anchuras de pulgar por encima del ombligo, en la línea media del cuerpo, a mitad de distancia entre el ombligo y la punta del esternón.

13VC: se encuentra en la línea media del cuerpo, a cinco anchuras de pulgar por encima del ombligo.

14VC: se encuentra en la línea media del cuerpo, a seis anchuras de pulgar por encima del ombligo.

15VC: se encuentra en la línea media del tórax, en el extremo inferior del esternón.

16VC: se encuentra en la línea media del cuerpo, a ocho anchuras de pulgar por encima del ombligo, sobre la parte baja del esternón.

Deben estimularse algunos de estos puntos tan pronto como aparezcan los síntomas de pirosis. Las personas que son muy propensas pueden realizar sesiones de mantenimiento una o dos veces a la semana para evitar la aparición de los síntomas.

PROBLEMAS DE PRÓSTATA

Al llegar a los cincuenta años, más o menos, bastantes hombres tienen problemas de próstata, una glándula que se encuentra inmediatamente por debajo de la vejiga urinaria y cuyo aumento de tamaño comprime la uretra y dificulta la salida de la orina.

La próstata se encarga de producir un líquido que se une a la secreción de las vesículas seminales y a los espermatozoides para dar lugar al semen. Entre sus alteraciones más importantes se encuentra la infección (prostatitis), el aumento de tamaño (hipertrofia) y el cáncer. El problema más frecuente es la hipertrofia de la edad adulta avanzada. Dado que por el centro de la glándula pasa la uretra, su aumento de tamaño comprime este delicado tubo y la salida de la orina se ve dificultada.

Los síntomas de la hipertrofia prostática se inician con una pérdida de la potencia del chorro de orina, posteriormente aparecen dificultades crecientes para orinar, necesidad de orinar con mayor frecuencia e imposibilidad de vaciar por completo la vejiga. El caso extremo es la retención urinaria, es decir, la imposibilidad total de orinar, que constituye una urgencia médica.

Existen algunos tratamientos médicos no demasiado eficaces para el tratamiento de este trastorno, pero los casos más graves, especialmente cuando el enfermo no puede orinar, requieren la colocación de una sonda urinaria y la intervención quirúrgica (prostatectomía).

En cuanto al cáncer de próstata, su diagnóstico precoz es muy importante para poder iniciar un tratamiento curativo, por ello, todos los hombres deberían someterse a una sencilla prueba, el tacto rectal, a partir de los cincuenta años. Durante el tacto rectal, el médico introduce un dedo enguantado en el ano y palpa la próstata a través del recto, para valorar si existe alguna anomalía (bulto, zona endurecida, aumento de tamaño, etc.) que sugiera la presencia de un tumor u otra anomalía. Se trata de una prueba absolutamente indolora y muy poco molesta. El tratamiento del cáncer de próstata, si se realiza pronto, es capaz de eliminar por completo la enfermedad.

Para aliviar los problemas urinarios que produce el aumento de tamaño de la próstata, existen medidas de tipo alternativo que pueden asociarse a la digitopuntura. Los puntos indicados para ello son los siguientes:

6E: se encuentra en la cara, por delante y por encima del ángulo que forma la mandíbula, sobre el músculo que se contrae cuando se cierra con fuerza la boca.

5R: se encuentra en la parte interna del pie, por detrás y algo por debajo del hueso que sobresale en el tobillo.

7R: se encuentra en la pierna, a dos anchuras de pulgar por encima del hueso que sobresale en la parte interna del tobillo.

27R: se encuentra en el tórax, por debajo de la parte interna de la clavícula, entre ésta y la primera costilla, junto al esternón.

31V: se encuentra en la parte final de la espalda, a 1,5 anchuras de pulgar de la línea central del cuerpo, a nivel del primer agujero del sacro.

32V: se encuentra en la parte final de la espalda, a 1,5 anchuras de pulgar de la línea central del cuerpo, a nivel del segundo agujero del sacro.

65V: se encuentra en la cara externa del pie, por detrás de la articulación del metacarpo con la falange del quinto dedo, entre la planta y el dorso del pie.

1VC: se encuentra en la línea media del cuerpo, entre el ano y el escroto.

4VC: se encuentra en la línea media anterior, a tres anchuras de pulgar por debajo del ombligo.

6VC: se encuentra a 1,5 anchuras de pulgar por debajo del ombligo, en la línea media del cuerpo, entre el ombligo y el hueso del pubis.

7VC: se encuentra en la línea media anterior del cuerpo, a una anchura de pulgar por debajo del ombligo.

1VG: se encuentra cerca del ano, entre el hueso final de la columna vertebral (coxis) y el orificio anal. Debe localizarse de rodillas con la cabeza hacia el suelo.

Una sesión diaria con varios de estos puntos suele ser suficiente para aliviar los síntomas debidos al aumento de tamaño de la próstata, aunque deben asociarse otras medidas de tipo médico o alternativo.

Psoriasis

La psoriasis es una enfermedad crónica de la piel que da lugar a placas escamosas, enrojecidas, de color blanquecino o grisáceo en ciertas zonas del cuerpo más o menos extensas, sobre todo en los codos, las rodillas, el pecho y el cuero cabelludo. También puede afectar a las uñas y a otras partes del cuerpo. Estas manchas suelen ser simétricas en ambas partes del cuerpo y aparecen por brotes. A veces, estas lesiones producen picor. En algunos pacientes, la psoriasis se asocia a una artritis que afecta principalmente a las pequeñas articulaciones de la mano.

Su causa se desconoce, aunque se sabe que la piel se regenera a una velocidad mayor de lo normal. La herencia representa un papel importante en su aparición. Suele aparecer en la juventud, pero también en la infancia.

El estrés es un factor muy importante en el desencadenamiento de un brote de psoriasis, y durante el embarazo, los brotes suelen desaparecer por completo o, al menos, mejorar considerablemente, aunque después del parto es probable que reaparezcan.

El dermatólogo es el especialista indicado para hacer el diagnóstico de psoriasis y poner en marcha el tratamiento, que suele basarse en corticoides de aplicación tópica, breas y otros medicamentos. Se muestran sumamente eficaces los baños de luz ultravioleta, siempre bajo prescripción médica. En los casos graves, puede ser necesario un tratamiento por vía general.

La medicina alternativa dispone de métodos para aliviar los brotes de psoriasis. Se recomienda eliminar de la dieta las grasas de origen animal y los azúcares refinados. Las técnicas reductoras del estrés (meditación, yoga, tai chi, chi kung, etc.) resultan muy eficaces para disminuir la frecuencia de los brotes. La fitoterapia recomienda la aplicación local de cremas de manzanilla, regaliz y vitamina D. La digitopuntura constituye un complemento terapéutico eficaz.

Los siguientes puntos son los más empleados en el tratamiento de la psoriasis:

6P: se encuentra en la cara anterior del antebrazo, a cinco anchuras de pulgar del pliegue del codo.

6BP: se encuentra en la cara interna de la pierna, a tres anchuras de pulgar del hueso que sobresale en la parte interna del tobillo. Este punto no debe estimularse durante el embarazo.

10BP: se encuentra en la cara interna y algo anterior de la pierna, a dos anchuras de pulgar por encima del borde superior de la rótula.

14VG: se encuentra en la línea media posterior del cuerpo, en la espalda, en la parte inferior de la séptima vértebra dorsal.

Estos cuatro puntos deben estimularse regularmente, dos o tres veces a la semana. Cuando aparece un brote, las sesiones deben ser diarias, siempre asociadas al tratamiento médico adecuado y a otras técnicas de reducción del estrés.

Regla dolorosa

Las molestias durante la regla pueden considerarse normales, puesto que los restos de mucosa uterina y sangre que se desprenden salen al exterior con la ayuda de las contracciones del útero, que suelen ser algo dolorosas. Sin embargo, algunas mujeres experimentan un dolor abdominal muy intenso, que incluso puede llegar a producirles náuseas y malestar general importante. Este dolor depende de la fuerza de contracción del útero, de la cantidad de material uterino que se elimina y de la diferente percepción personal del dolor que tiene cada mujer. Los médicos lo llaman dismenorrea y suelen tratarlo con analgésicos potentes, como el paracetamol o la indometacina. Estos medicamentos son muy eficaces, pero tienen efectos secundarios nada despreciables.

Conviene realizar una consulta al ginecólogo para descartar la existencia de alguna lesión capaz de producir dolor durante la regla, desequilibrios hormonales y otros trastornos que requieran un tratamiento específico.

La medicina alternativa dispone de métodos para aliviar este dolor. La fitoterapia recomienda tomar fitoestrógenos, hormonas semejantes a las femeninas que se encuentran en ciertas plantas, como la soja, el apio, el hinojo, el ruibarbo y el lúpulo. También se recomienda hacer ejercicio físico regularmente como forma de prevención. Las técnicas de relajación, el yoga, el tai chi o el chi kung dan buenos resultados porque favorecen el equilibrio psicológico y disminuyen la percepción del dolor, que aumenta con el estrés. Una bolsa de agua caliente colocada en la parte inferior del abdomen suele ser muy eficaz, así como la estimulación de algunos de los siguientes puntos de digitopuntura:

5C: se encuentra cerca de la cara interna de la muñeca, del lado del dedo meñique, a una anchura de pulgar por encima del pliegue de la muñeca.

6BP: se encuentra en la cara interna de la pierna, a tres anchuras de pulgar del hueso que sobresale en la parte interna del tobillo.

9BP: se encuentra en el centro de la cara interna de la pierna, a dos anchuras de pulgar de la línea articular de la rodilla.

10BP: se encuentra en la cara interna y algo anterior de la pierna, a dos anchuras de pulgar por encima del borde superior de la rótula.

12BP: se encuentra en la ingle, a 3,5 anchuras de pulgar de la línea media del cuerpo, a nivel del borde inferior del hueso del pubis.

24E: se encuentra en el abdomen, a dos anchuras de pulgar de la línea media del cuerpo y a una anchura de pulgar por encima del ombligo.

25E: se encuentra en el abdomen, a dos anchuras de pulgar de la línea media, a nivel del ombligo.

36E: se encuentra a tres anchuras de pulgar por debajo de la punta de la rótula y a una anchura de pulgar por fuera de la tuberosidad de la tibia.

2R: se encuentra en el borde interno del pie.

5R: se encuentra en la parte interna del pie, por detrás y algo por debajo del hueso que sobresale en el tobillo.

7R: se encuentra en la pierna, a dos anchuras de pulgar por encima del hueso que sobresale en la parte interna del tobillo.

17V: se encuentra en la espalda, a 1,5 anchuras de pulgar de la columna vertebral, en la horizontal que pasa por la parte inferior de la séptima vértebra dorsal.

23V: se encuentra en la parte baja de la espalda, a 1,5 anchuras de pulgar de la columna vertebral, a la altura de la cintura (borde inferior de la segunda vértebra lumbar).

31V: se encuentra en la parte final de la espalda, a 1,5 anchuras de pulgar de la línea central del cuerpo, a nivel del primer agujero del sacro.

32V: se encuentra en la parte final de la espalda, a 1,5 anchuras de pulgar de la línea central del cuerpo, a nivel del segundo agujero del sacro.

33V: se encuentra en la parte final de la espalda, a una anchura de pulgar de la línea central del cuerpo, a nivel del ter cer agujero del sacro.

34V: se encuentra en la parte final de la espalda, a una anchura de pulgar de la línea central del cuerpo, a nivel del cuarto agujero del sacro.

62V: se encuentra en la cara externa del pie, en una depresión por debajo del hueso que sobresale en el tobillo.

13H: se encuentra en la parte lateral del tórax, en el borde libre de la undécima costilla. Para encontrar el punto, hay que colocarse en posición tendida de lado con el brazo sobre el costado, la punta del codo marca el punto.

14H: se encuentra en el tórax, en la vertical del pezón, en el espacio entre la sexta y la séptima costilla.

4VC: se encuentra en la línea media anterior, a tres anchuras de pulgar por debajo del ombligo.

7VC: se encuentra en la línea media anterior del cuerpo, situado a una anchura de pulgar justo por debajo del ombligo.

12VG: se encuentra en la línea media de la espalda, por debajo de la tercera vértebra dorsal.

No es necesario estimular todos estos puntos, incluso puede ser suficiente con uno. Lo ideal es realizar una sesión al inicio de la menstruación y repetirla varias veces al día durante la misma, asociada a otras medidas, como el calor local. Los puntos más eficaces para cada mujer se irán encontrando a lo largo de las diferentes sesiones.

Resaca

Para evitar la resaca lo mejor es no beber en exceso, pero la realidad es que son muchas las personas que se encuentran con este molesto problema después de una juerga entre amigos o una cena de negocios. La cabeza parece que va a reventar, molesta la luz, los ojos escuecen y también atacan las náuseas y la fatiga; en una palabra, se tiene de todo menos ganas de salir de casa para iniciar un nuevo día de trabajo o estudio.

El alcohol es el responsable de este molesto trastorno. No debemos olvidar que se trata de una sustancia tóxica, aunque los medios de comunicación y la sociedad actual no parezcan darse cuenta de ello. El alcohol perjudica especialmente al hígado y al cerebro, pero todos los tejidos del cuerpo se ven afectados por sus efectos nocivos, especialmente cuando se toma en exceso o de forma continuada. Una ingesta importante de alcohol deprime el sistema nervioso central, a pesar de que los primeros efectos parecen euforizantes, porque lo primero que se deprime es la capacidad de reprimir ciertas manifestaciones instintivas. A dosis muy altas, puede producir coma e, incluso, la muerte. Pero aquí hablaremos de los casos más habituales: un exceso de alcohol que da lugar a resaca.

La digitopuntura puede favorecer la eliminación de las sustancias tóxicas y hacer circular la energía, lo cual alivia los síntomas de resaca con rapidez. Los puntos más eficaces son los siguientes:

4IG: se encuentra en la mano, en el hueco que hay entre el metacarpiano del pulgar y el del índice, por la cara dorsal. Este punto no debe estimularse nunca durante el embarazo, ya que puede producir contracciones uterinas que favorezcan el aborto.

16BP: se encuentra en la parte baja del tórax, en el punto de cruce de la vertical que pasa por el pezón y la horizontal que pasa por el borde de las costillas.

3E: se encuentra en la cara, en la vertical que pasa por el centro de la pupila, a nivel del borde inferior del ala de la nariz.

2V: se encuentra en la cara, en el extremo interno de la ceja, donde ésta se une con el puente de la nariz.

10V: se encuentra en la nuca, por debajo del hueso occipital, a 1,3 anchuras de pulgar a ambos lados de la columna vertebral.

3H: se encuentra en el pie, en el espacio entre el primer y segundo metatarsiano. No debe estimularse durante el embarazo.

20VB: se encuentra en la nuca, por debajo del hueso occipital, a tres anchuras de pulgar de la columna vertebral.

16VG: se encuentra en la línea media posterior de la cabeza, a una anchura de pulgar por encima de la raíz del cabello.

Para acelerar el proceso de eliminación, conviene estimular algunos de estos puntos lo antes posible y repetir la sesión varias veces al día hasta el alivio completo.

Retención de líquidos

La retención de líquidos en los tejidos es un trastorno especialmente frecuente en las mujeres en edad fértil después de la ovulación y antes de la menstruación. La progesterona que se produce en el ovario en la segunda parte del ciclo menstrual favorece esta retención, así como la ingesta de alimentos ricos en hidratos de carbono y sal.

Sin embargo, el síndrome premenstrual no es la única causa de retención de agua. La falta de ejercicio también la favorece, así como permanecer durante mucho tiempo en la misma posición, sobre todo si se produce compresión de las venas que llevan la sangre de regreso al corazón. Las prendas de vestir apretadas, especialmente en la parte inferior del cuerpo, favorecen el estancamiento de la sangre en los miembros inferiores, y el líquido que contiene esta sangre va saliendo poco a poco hacia los tejidos, a lo largo del día, produciendo hinchazón en los pies y las piernas, o simplemente una sensación de pesadez que se acentúa por la tarde y por la noche. La obesidad favorece este proceso, así como el calor excesivo.

Algunas enfermedades producen retención de líquidos, sobre todo la insuficiencia venosa, la insuficiencia cardiaca, la insuficiencia hepática y la insuficiencia renal. Las personas que llegan al final del día con los pies muy hinchados deben consultar al médico para que descarte la existencia de alguna enfermedad que requiera tratamiento. Este tipo de retención de líquidos se asocia a la presencia de un edema importante, que se detecta presionando el dorso del pie o la zona anterior de la pierna. Si existe edema, el tejido es blando y se hunde bajo la presión intensa del dedo; la marca permanece durante largo tiempo.

Los médicos pueden recomendar un diurético a las personas que padecen estas enfermedades, para favorecer la eliminación de líquido, y también recomiendan una ingesta pobre en sal.

La medicina alternativa dispone de algunos métodos para evitar esta retención. Existen muchas plantas medicinales con propiedades diuréticas. Los masajes pueden resultar eficaces para movilizar los líquidos retenidos. El ejercicio físico es imprescindible, aunque sólo consista en un paseo diario de al menos una hora. La natación es especialmente eficaz, puesto que la presión que ejerce el agua sobre los tejidos favorece la eliminación del líquido.

La digitopuntura también dispone de puntos indicados en todos los tipos de retención de líquidos, aunque son más eficaces cuando no se debe a una enfermedad grave. Deben estimularse algunos de los siguientes puntos:

6BP: se encuentra en la cara interna de la pierna, a tres anchuras de pulgar del hueso que sobresale en la parte interna del tobillo. No debe estimularse durante el embarazo.

9BP: se encuentra en el centro de la cara interna de la pierna, a dos anchuras de pulgar de la línea articular de la rodilla. No debe estimularse en mujeres embarazadas.

2R: se encuentra en el borde interno del pie.

6R: se encuentra en la cara interna del pie, un poco por debajo del hueso que sobresale en el tobillo.

6VC: se encuentra a 1,5 anchuras de pulgar por debajo del ombligo, en la línea media del cuerpo, entre el ombligo y el hueso del pubis. Este punto no debe estimularse en mujeres en periodo de lactancia.

Estos puntos deben estimularse diariamente cuando se produce retención de líquidos (periodo premenstrual, días de mucho calor, etc.). Pueden realizarse sesiones de mantenimiento una o dos veces a la semana para evitar su aparición, siempre asociadas a otros métodos, sobre todo, ejercicio y dieta con poca sal.

RINITIS ALÉRGICA

La alergia puede manifestarse de múltiples formas, pero quizá una de las más frecuentes sea la rinitis alérgica, que sufren muchas personas, especialmente al llegar la primavera. Este trastorno consiste en la localización nasal de una reacción de hipersensibilidad a una sustancia que se encuentra en el aire. Esta sustancia, que recibe el nombre de alérgeno, no es perjudicial en sí misma, pero la persona alérgica reacciona de forma anormal en su presencia y experimenta una reacción cuando entra en contacto con ella.

Entre las sustancias que con mayor frecuencia producen este tipo de alergia se encuentran el polen de diversas plantas y árboles, el polvo de la casa, los ácaros y las esporas de ciertos hongos. La sustancia concreta productora de la alergia puede ser muy difícil de identificar, aunque los médicos especialistas disponen de muchas pruebas para ello.

Los síntomas aparecen cuando la persona afectada entra en contacto con el alérgeno. Aparecen estornudos, mucosidad nasal acuosa, obstrucción nasal, lagrimeo, enrojecimiento y escozor de los ojos. Son síntomas poco importantes pero muy molestos, que sólo desaparecen cuando el alérgeno deja de estar presente en el aire o la persona se aleja de él.

Para aliviar los síntomas, la medicina occidental dispone de medicamentos como los antihistamínicos, que evitan las reacciones que se producen en los tejidos nasales cuando entran en contacto con el alérgeno. Muchos de estos fármacos tienen efectos secundarios a veces molestos, sobre todo la tendencia a producir somnolencia, que hace desaconsejable conducir vehículos y hacer ciertos trabajos en condiciones peligrosas. No obstante, las últimas generaciones de antihistamínicos no producen tanta somnolencia y son mejor tolerados.

La medicina alternativa dispone de métodos muy eficaces para aliviar e incluso curar la alergia. La digitopuntura da muy buenos resultados, siempre y cuando se emplee en cuanto aparecen los primeros síntomas e incluso antes, cuando la llegada de la primavera hace temer el inicio de las manifestaciones alérgicas.

Los puntos más adecuados para la rinitis alérgica se describen a continuación:

4IG: se encuentra en la mano, en el hueco que hay entre el metacarpiano del pulgar y el del índice, por la cara dorsal. Este punto no debe estimularse durante el embarazo, ya que puede producir contracciones uterinas que favorezcan el aborto.

20IG: se encuentra en la cara, a media anchura de pulgar de la nariz, en la horizontal que pasa por el borde inferior de la nariz.

3E: se encuentra en la cara, en la vertical que pasa por el centro de la pupila, a nivel del borde inferior del ala de la nariz.

2V: se encuentra en la cara, en el extremo interno de la ceja, donde ésta se une con el puente de la nariz.

7V: se encuentra en la parte superior de la cabeza, a 1,5 anchuras de pulgar de la línea media, siguiendo la línea de las orejas.

10V: se encuentra en la nuca, por debajo del hueso occipital, a 1,3 anchuras de pulgar a ambos lados de la columna vertebral.

20VG: se encuentra en la línea media de la cabeza, en la parte más alta del cráneo.

26VG: se encuentra en la línea media de la cara, debajo de la nariz, en la unión del tercio medio con el tercio inferior del surco que va de la nariz al labio superior.

Para obtener el mejor efecto, es necesario estimular algunos de estos puntos lo antes posible en cuanto aparezcan los síntomas. De esta forma, se puede cortar el trastorno en sus inicios. Las personas que sufren rinitis alérgica en ciertas épocas del año (como en primavera) pueden iniciar las sesiones de digitopuntura cuando se acerque esta época, para evitar la aparición del trastorno.

Síndrome de la fatiga crónica

El síndrome de la fatiga crónica, también llamado fibromialgia, es un trastorno todavía no reconocido por muchos médicos, dado que no existen pruebas capaces de poner de manifiesto ningún trastorno objetivo. Los pacientes, especialmente mujeres, experimentan una serie de síntomas que interfieren en gran medida con sus actividades diarias: fatiga importante, dolores en ciertos puntos del cuerpo, debilidad muscular, dolor de cabeza, mareos, irritabilidad, depresión, etc. Estos síntomas son difíciles de aliviar con medicamentos y pueden llegar a ser invalidantes.

Existen diversas teorías sobre la causa de esta enfermedad, entre ellas un trastorno inmunitario desencadenado por una infección vírica, pero no se han podido demostrar. Tampoco se ha encontrado ninguna alteración en los análisis, radiografías u otras pruebas médicas que se pueda atribuir al síndrome de la fatiga crónica. Éste es el principal motivo por el cual muchos médicos y familiares no reconocen esta enfermedad como real, sino que consideran que la persona afectada finge o padece un trastorno de tipo psicológico, una actitud que no hace más que sumir en la tristeza a las personas afectadas. La lucha de algunas asociaciones creadas para ayudar a estos enfermos ha conseguido finalmente el reconocimiento de este trastorno como enfermedad de origen orgánico, aunque, desgraciadamente, no para todos.

Su tratamiento es complicado y largo, ya que requiere un enfoque global del enfermo, ciertos medicamentos y mucha paciencia. La digitopuntura puede aportar una considerable ayuda a este tratamiento con la estimulación periódica de algunos de los puntos siguientes:

1P: se encuentra en el pecho, a seis anchuras de pulgar de la línea media del mismo y a 1,6 anchuras de pulgar por debajo de la clavícula.

6MC: se encuentra en la cara anterior del antebrazo, situado en el centro, a dos anchuras de pulgar del pliegue de la muñeca.

5TR: se encuentra en la cara anterior del antebrazo, dos anchuras de pulgar por encima del pliegue de la muñeca, entre los dos huesos (el cúbito y el radio).

36E: se encuentra a tres anchuras de pulgar por debajo de la punta de la rótula y a una anchura de pulgar por fuera de la tuberosidad de la tibia.

3H: se encuentra en el pie, en el espacio entre el primer y segundo metatarsiano. No debe estimularse durante el embarazo.

23V: se encuentra en la parte baja de la espalda, a 1,5 anchuras de pulgar de la columna vertebral, a la altura de la cintura (borde inferior de la segunda vértebra lumbar).

52V: se encuentra a tres anchuras de pulgar de la columna vertebral, a la altura de la cintura (borde inferior de la segunda vértebra lumbar).

20VB: se encuentra en la nuca, por debajo del hueso occipital, situado a tres anchuras de pulgar de la columna vertebral.

21VB: se encuentra en la línea que va del cuello al hombro, a dos anchuras de pulgar del cuello, sobre el músculo trapecio.

6VC: se encuentra a 1,5 anchuras de pulgar por debajo del ombligo, en la línea media del cuerpo, entre el ombligo y el hueso del pubis. Este punto no debe estimularse en mujeres en periodo de lactancia.

La estimulación de algunos de estos puntos en sesiones diarias puede aliviar en gran medida los síntomas del síndrome de la fatiga crónica, siempre asociada a otras medidas de carácter general.

SÍNDROME PREMENSTRUAL

A partir de la primera regla y hasta la desaparición de la misma en la menopausia, la mujer atraviesa cada mes por un ciclo en el que se producen una serie de cambios, principalmente hormonales y uterinos. Después de la menstruación, la mucosa del útero vuelve a crecer, los ovarios segregan unas hormonas llamadas estrógenos y en ellos madura un óvulo. Más o menos en la mitad del ciclo (a los catorce días del inicio de la menstruación), este óvulo que se ha estado desarrollando en el ovario llega a su madurez y se desprende; se trata de la ovulación. Las trompas de Falopio captan el óvulo que ha salido del ovario y lo conducen hasta el útero. Si en el camino se encuentra con un espermatozoide, este óvulo puede ser fecundado y anidar en el útero si las condiciones son adecuadas. En caso contrario, simplemente se destruye y desaparece. A partir de la ovulación, las células que rodeaban al óvulo en el ovario producen otra hormona femenina llamada progesterona, encargada de preparar el útero para un posible embarazo. Las paredes internas del útero crecen todavía más y se preparan por si deben acoger a un óvulo fecundado. Más o menos a los catorce días, si no se ha producido esta fecundación, la producción de los dos tipos de hormonas disminuye bruscamente y se produce la menstruación, que representa el desprendimiento de todo el material acumulado en el útero para recibir al óvulo fecundado.

Este proceso está controlado por otras hormonas que se producen en la hipófisis, una glándula que se encuentra en el cerebro. Las mujeres que toman anovulatorios no siguen este ciclo, puesto que estos medicamentos evitan la secreción normal de hormonas por parte del ovario y la ovulación.

Las hormonas que se producen durante la segunda parte del ciclo (estrógenos y progesterona) son las responsables del síndrome premenstrual que padecen algunas mujeres. Estas hormonas favorecen la retención de líquidos y una serie de trastornos psíquicos y físicos a veces muy molestos. Estas mujeres experimentan hinchazón de las mamas y el abdomen, dolor en las mamas, disminución de la cantidad de orina, pesadez de las piernas, estreñimiento, irritabilidad, depresión y cambios de humor. Los síntomas desaparecen en cuanto aparece la menstruación, puesto que las hormonas responsables de los mismos disminuyen considerablemente.

La medicina alternativa tiene muy en cuenta este síndrome, puesto que los trastornos psíquicos y físicos que produce son bastante desagradables y aparecen cada mes. Existen plantas medicinales que favorecen la eliminación del líquido retenido, y también es eficaz la práctica de ejercicio físico, especialmente la natación, que ayuda a eliminar líquido gracias a la presión que ejerce el agua sobre los tejidos. Una dieta pobre en sal y en azúcares refinados actúa en el mismo sentido. La digitopuntura puede asociarse al enfoque global de este síndrome con la estimulación de algunos de los siguientes puntos:

4BP: se encuentra en la cara interna del pie, en el borde anteroinferior del primer metatarsiano.

6BP: se encuentra en la cara interna de la pierna, a tres anchuras de pulgar del hueso que sobresale en la parte interna del tobillo.

12BP: se encuentra en la ingle, a 3,5 anchuras de pulgar de la línea media del cuerpo, a nivel del borde inferior del hueso del pubis.

13BP: se encuentra en la ingle, a una anchura de pulgar por encima del 12BP.

31V: se encuentra en la parte final de la espalda, a 1,5 anchuras de pulgar de la línea central del cuerpo, a nivel del primer agujero del sacro.

32V: se encuentra en la parte final de la espalda, a 1,5 anchuras de pulgar de la línea central del cuerpo, a nivel del segundo agujero del sacro.

33V: se encuentra en la parte final de la espalda, a una anchura de pulgar de la línea central del cuerpo, a nivel del tercer agujero del sacro.

34V: se encuentra en la parte final de la espalda, a una anchura de pulgar de la línea central del cuerpo, a nivel del cuarto agujero del sacro.

53V: se encuentra en la parte superior de la nalga, a tres anchuras de pulgar de la columna vertebral.

4VC: se encuentra en la línea media anterior, a tres anchuras de pulgar por debajo del ombligo.

6VC: se encuentra a 1,5 anchuras de pulgar por debajo del ombligo, en la línea media del cuerpo, entre el ombligo y el hueso del pubis.

Las mujeres que padecen este desagradable síndrome deben estimular algunos de estos puntos en cuanto empiece la segunda fase de su ciclo menstrual, es decir, aproximadamente a los catorce días de la menstruación. Al principio, pueden realizarse dos o tres sesiones semanales, pero la semana antes de la menstruación conviene hacer sesiones diarias hasta que aparezca la regla.

Sofocos

Esta desagradable sensación de calor en el rostro que se extiende al resto del cuerpo y se acompaña de sudoración es muy frecuente en la menopausia, un periodo de la vida de la mujer en el que los ovarios dejan progresivamente de producir las hormonas sexuales femeninas (estrógenos y progesterona) poniendo así final a la vida reproductiva. Se trata de un periodo de transición en el que el organismo femenino debe adaptarse poco a poco a la nueva situación. Algunas mujeres atraviesan sin problemas este periodo, otras en cambio experimentan trastornos más o menos importantes, que requieren tratamiento.

La medicina occidental propone el tratamiento hormonal sustitutivo como forma de evitar los síntomas que provoca la menopausia, así como para disminuir el riesgo de otros trastornos que pueden producirse en este periodo, como las enfermedades cardiovasculares y la osteoporosis. Sin embargo, se trata de un tratamiento que no está exento de efectos secundarios, entre los que se encuentran un cierto aumento de la frecuencia de cáncer. Éste es el motivo principal por el cual algunos médicos y pacientes prefieren no utilizar este tratamiento.

Por otra parte, existen algunos factores que favorecen la aparición de sofocos en estas mujeres, como la ingesta de bebidas y comidas calientes, el café, el alcohol, las estancias con una temperatura elevada y el estrés. Evitar estos factores y tomar medidas contra el estrés resulta muy eficaz. En este sentido, es muy útil hacerse un plan de ejercicio físico regular (los paseos de al menos una hora diaria por la naturaleza son especialmente aconsejables, así como el ciclismo o correr por el campo o en un parque agradable). Las sesiones de yoga, tai chi o chi kung también favorecen el alivio de los síntomas. El ejercicio tiene la ventaja añadida de proteger a la mujer contra la osteoporosis y las enfermedades cardiovasculares, que pueden empezar a manifestarse a partir de este periodo.

La medicina alternativa cuenta con numerosos remedios para aliviar los sofocos. La fitoterapia dispone de los fitoestrógenos, extractos de plantas con efectos similares a los estrógenos pero sin sus efectos secundarios. La digitopuntura puede colaborar también mediante la estimulación de los siguientes puntos:

4IG: se encuentra en la mano, en el hueco que hay entre el metacarpiano del pulgar y el del índice, por la cara dorsal. Este punto no debe estimularse nunca durante el embarazo, ya que puede producir contracciones uterinas que favorezcan el aborto.

6C: se encuentra un poco más arriba del pliegue anterior de la muñeca, del lado del dedo meñique, entre éste y el anular.

1R: se encuentra en la planta del pie, en la punta de la V que se forma en la misma.

6R: se encuentra en la cara interna del pie, un poco por debajo del hueso que sobresale en el tobillo.

27R: se encuentra en el tórax, por debajo de la parte interna de la clavícula, entre ésta y la primera costilla, junto al esternón.

20VB: se encuentra en la nuca, por debajo del hueso occipital, a tres anchuras de pulgar de la columna vertebral.

6VC: se encuentra a 1,5 anchuras de pulgar por debajo del ombligo, en la línea media del cuerpo, entre el ombligo y el hueso del pubis. Este punto no debe estimularse en mujeres en periodo de lactancia.

17VC: se encuentra en la línea media anterior del cuerpo, a nivel de los pezones, sobre el esternón.

20VG: se encuentra en la línea media de la cabeza, en la parte más alta del cráneo.

La estimulación de algunos de estos puntos diariamente o en sesiones dos o tres veces a la semana, según la intensidad de los síntomas y la respuesta al tratamiento, resulta muy útil como complemento de otras medidas.

Torcedura de tobillo

El tobillo debe soportar el peso de todo el cuerpo al andar, correr o simplemente mantenerse de pie, por eso es una articulación muy resistente que dispone de ligamentos gruesos y fuertes. Los huesos de la pierna (tibia y peroné) se unen en el tobillo al astrágalo, el primer hueso del pie; esta articulación nos permite mover el pie hacia arriba, hacia abajo y hacia ambos lados. Alrededor de la articulación, se encuentran una serie de ligamentos que la sujetan. Además, los tendones de los diferentes músculos que van del pie a la pierna también pasan por el tobillo, así como los diferentes nervios y vasos sanguíneos que llevan los impulsos nerviosos y la sangre de un lado a otro, en ambos sentidos. Son muchas las estructuras que se pueden lesionar cuando nos torcemos el tobillo al tropezar o correr.

El primer síntoma que aparece es el dolor, a menudo muy intenso e inmediato. A medida que pasa el tiempo, las estructuras lesionadas se inflaman y el tobillo empieza a hincharse. En ocasiones, el dolor y la inflamación son tan importantes que impiden la movilización y la marcha.

No todas las torceduras de tobillo son iguales. Las estructuras que lo forman pueden lesionarse en diferentes grados, e incluso romperse. Un pequeño esguince puede curarse espontáneamente en unos días, sin embargo, una rotura tendinosa puede requerir una intervención quirúrgica.

Lo esencial ante una torcedura de tobillo es el reposo. Para calmar el dolor y disminuir la inflamación, lo mejor es aplicar hielo sobre la zona; se utilizan unos cubitos de hielo previamente picado en una bolsa de plástico o un paquete de congelados (guisantes, por ejemplo), que se envuelven en un trapo limpio para que el hielo no esté directamente en contacto con la piel, y se colocan durante un cuarto de hora sobre el tobillo. La colocación de un vendaje apretado también es de utilidad.

Si en unos días no se observa un alivio de los síntomas, conviene consultar al médico para valorar la posibilidad de lesiones graves.

La digitopuntura puede favorecer la curación y el alivio del dolor mediante la estimulación de los puntos que se indican a continuación:

41E: se encuentra en el centro de la parte anterior del tobillo.

3R: se encuentra en la cara interna del pie, por detrás del hueso que sobresale en el tobillo.

6R: se encuentra en la cara interna del pie, un poco por debajo del hueso que sobresale en el tobillo.

60V: se encuentra en la cara externa del pie, entre el hueso que sobresale en el tobillo y el tendón de Aquiles. No debe estimularse durante el embarazo.

62V: se encuentra en la cara externa del pie, en una depresión por debajo del hueso que sobresale en el tobillo.

34VB: se encuentra en la parte externa de la rodilla, a dos anchuras de pulgar por debajo de la línea articular, por debajo y por delante de la cabeza del hueso peroné.

40VB: se encuentra en la cara externa del pie, por delante y por debajo del hueso que sobresale en el tobillo.

Estos puntos también son eficaces en caso de dolor en el tobillo por otra causa diferente de una torcedura. Deben estimularse lo antes posible después de la lesión y repetir las sesiones periódicamente hasta el alivio total de los síntomas.

Tos

Las enfermedades del aparato respiratorio suelen producir tos como respuesta a la presencia de un elemento perjudicial. El resfriado, la bronquitis, el asma, la neumonía, la tuberculosis, e incluso, el cáncer de pulmón se manifiestan por este molesto síntoma, que representa un intento del organismo de librarse de la mucosidad o de los microbios que han penetrado en las vías respiratorias.

En ocasiones, la tos se acompaña de expectoración, una mucosidad blanquecina, amarillenta o verdosa que procede de los bronquios. Otras veces, la tos es seca y muy molesta. La tuberculosis y el cáncer de pulmón pueden dar lugar a la expulsión de sangre con la tos.

Desgraciadamente, una de las causas más frecuentes de tos crónica en nuestra sociedad es la bronquitis derivada del hábito de fumar. Los componentes del humo del tabaco son muy perjudiciales para las células que componen los bronquios, que se lesionan fácilmente. Estas lesiones consisten en una inflamación productora de moco; el moco acumulado tapona los bronquios y se elimina mediante la tos. Todo el proceso empeora si no se abandona el tabaco hasta producir lesiones irreversibles, que dan lugar a ahogo ante el mínimo esfuerzo. Por otra parte, el tabaco es cancerígeno, por lo tanto, existe el riesgo nada despreciable de desarrollar un cáncer de pulmón, también causante de tos.

La medicina dispone de medicamentos eficaces para aliviar la tos. Algunos son derivados de la morfina y actúan inhibiendo el reflejo de la tos. No deben tomarse cuando la tos se acompaña de abundante expectoración, puesto que evita su expulsión y empeora la enfermedad. Existen otros fármacos que actúan de una forma diferente: hacen que la mucosidad sea más fluida y no cueste tanto de eliminar, con lo cual alivian la tos de forma indirecta.

En caso de tos de larga duración, conviene consultar al médico para que examine los pulmones y determine su causa. La medicina alternativa dispone de tratamientos fitoterapéuticos eficaces para aliviar la tos de las enfermedades agudas (catarro, bronquitis, etc.), así como para facilitar la expectoración. La digitopuntura puede asociarse a los diferentes tratamientos con la estimulación de algunos de los siguientes puntos:

1P: se encuentra en el pecho, a seis anchuras de pulgar de la línea media del mismo y a 1,6 anchuras de pulgar por debajo de la clavícula.

9P: se encuentra en el pliegue de la muñeca, donde se siente latir la arteria que sirve para tomar el pulso (arteria radial).

6BP: se encuentra en la cara interna de la pierna, a tres anchuras de pulgar del hueso que sobresale en la parte interna del tobillo. Este punto no debe estimularse durante el embarazo.

36E: se encuentra a tres anchuras de pulgar por debajo de la punta de la rótula y a una anchura de pulgar por fuera de la tuberosidad de la tibia.

13V: se encuentra en la espalda, a 1,5 anchuras de pulgar de la columna vertebral, en la horizontal que pasa por la parte inferior de la tercera vértebra dorsal.

17VC: se encuentra en la línea media anterior del cuerpo, a nivel de los pezones, sobre el esternón.

En los casos de tos debida a un resfriado o una enfermedad aguda del aparato respiratorio, conviene iniciar las sesiones lo antes posible al aparecer los síntomas y continuarlas una o dos veces al día hasta el alivio total. Las enfermedades crónicas, además de abandonando el hábito de fumar, pueden aliviarse mediante una sesión diaria o varios días a la semana, asociadas al tratamiento adecuado.

Trastornos del sistema inmunitario

El sistema inmunitario es el encargado de defendernos contra las agresiones externas de microbios y sustancias tóxicas y también de elementos perjudiciales que se producen en el propio organismo, entre ellos, las células cancerosas. Estas funciones hacen que sea un sistema clave para el funcionamiento normal del cuerpo humano. Por otra parte, sus componentes son frágiles y el equilibrio entre los diferentes elementos que lo forman es delicado, de manera que cualquier trastorno físico o psicológico lo puede romper.

El sistema inmunitario está formado por una serie de células, los linfocitos, capaces de producir anticuerpos y otras sustancias dirigidas específicamente contra bacterias, virus, hongos, protozoos, toxinas, células cancerosas, etc. Estos linfocitos son capaces de reconocer una sustancia tóxica cuando penetra en el organismo y desarrollar una respuesta inmunitaria contra ella; cuando esta sustancia vuelve a penetrar una segunda vez, las células la recuerdan (tienen memoria) y la respuesta es mucho más rápida.

El mal funcionamiento del sistema inmunitario favorece la aparición de diversos tipos de infecciones, así como la mala evolución de las mismas: un simple catarro se alarga durante muchos días y parece que no se acaba de curar nunca.

La medicina tradicional china y, en general, los diversos tipos de medicinas alternativas dan mucha importancia a este trastorno, que muchas veces no puede ponerse de manifiesto a través de ningún análisis de sangre, puesto que las alteraciones que se producen afectan al funcionamiento global del sistema. Se considera favorecido por el estrés, el cansancio, la falta de ejercicio físico, las preocupaciones excesivas, la mala alimentación, el exceso de trabajo y los problemas afectivos.

Los métodos de control del estrés, como la relajación, los ejercicios respiratorios, el yoga, el tai chi o el chi kung, son eficaces para mantener el sistema inmunitario en buenas condiciones, así como el ejercicio físico moderado y los paseos relajados por la naturaleza. La digitopuntura aporta su granito de arena con la estimulación de algunos de estos puntos:

4IG: se encuentra en la mano, en el hueco que hay entre el metacarpiano del pulgar y el del índice, por la cara dorsal. Este punto no debe estimularse nunca durante el embarazo, ya que puede producir contracciones uterinas que favorezcan el aborto.

11IG: se encuentra en la parte externa del codo, donde termina el pliegue que se forma al doblar el brazo.

5TR: se encuentra en la cara anterior del antebrazo, a dos anchuras de pulgar por encima del pliegue de la muñeca, entre los dos huesos (el cúbito y el radio).

36E: se encuentra a tres anchuras de pulgar por debajo de la punta de la rótula y a una anchura de pulgar por fuera de la tuberosidad de la tibia.

3R: se encuentra en la cara interna del pie, por detrás del hueso que sobresale en el tobillo.

27R: se encuentra en el tórax, por debajo de la parte interna de la clavícula, entre ésta y la primera costilla, junto al esternón.

23V: se encuentra en la parte baja de la espalda, a 1,5 anchuras de pulgar de la columna vertebral, a la altura de la cintura (borde inferior de la segunda vértebra lumbar).

52V: se encuentra a tres anchuras de pulgar de la columna vertebral, a la altura de la cintura (borde inferior de la segunda vértebra lumbar).

3H: se encuentra en el pie, en el espacio entre el primer y segundo metatarsiano. No debe estimularse durante el embarazo.

6VC: se encuentra a 1,5 anchuras de pulgar por debajo del ombligo, en la línea media del cuerpo, a mitad de distancia entre el ombligo y el hueso del pubis. No debe estimularse en mujeres en periodo de lactancia.

17VC: se encuentra en la línea media anterior del cuerpo, a nivel de los pezones, sobre el esternón.

No es necesario estimular todos estos puntos; bastan algunos de ellos para obtener el efecto deseado. Se trata de un tratamiento básicamente preventivo, que debe realizarse de forma regular, una vez a la semana e incluso menos, según la situación especial de cada persona. También pueden realizarse sesiones más frecuentes y largas en periodos de estrés o con motivo de una enfermedad que involucre al sistema inmunitario, como una infección.

Urticaria

La urticaria es una enfermedad de la piel debida a un proceso alérgico. Cuando la persona afectada entra en contacto con la sustancia a la que es alérgica, se produce de forma inmediata una reacción cutánea que consiste en la aparición de manchas sobreelevadas que pican mucho en diversas zonas de la piel. La sustancia responsable puede entrar en el organismo con la alimentación, la respiración, mediante una inyección o por contacto. No se trata de una sustancia perjudicial en sí misma, sino que el paciente ha desarrollado una reacción anormal contra ella.

El alergólogo es el especialista encargado del estudio y tratamiento de los diferentes tipos de alergias. Puede realizar diversas pruebas para intentar identificar la sustancia responsable de la urticaria, aunque a menudo resulta difícil dar con ella, dada la gran cantidad de sustancias posibles. Si se consigue identificar, es posible realizar un tratamiento de desensibilización capaz de curar definitivamente la enfermedad. En caso contrario, existen medicamentos para aliviar los síntomas cuando aparecen, como los antihistamínicos; sin embargo, estos medicamentos pueden producir somnolencia y otros efectos secundarios, lo cual los hace peligrosos si debe tomarlos una persona que conduce un vehículo o tiene un trabajo de riesgo.

La medicina alternativa dispone de métodos eficaces para aliviar la urticaria. La digitopuntura puede colaborar en el tratamiento a través de la estimulación de estos puntos:

7P: se encuentra en la parte inferior del antebrazo, cerca de la muñeca en su cara externa, a dos anchuras de pulgar del pliegue de la muñeca, por encima de la arteria que se emplea para tomar el pulso (arteria radial).

4IG: se encuentra en la mano, en el hueco que hay entre el metacarpiano del pulgar y el del índice, por la cara dorsal. Este punto no debe estimularse durante el embarazo, ya que puede producir contracciones uterinas que favorezcan el aborto.

11IG: se encuentra en la parte externa del codo, donde termina el pliegue que se forma al doblar el brazo.

10TR: se encuentra en la parte posterior del brazo, en una depresión a una anchura de pulgar por encima de la punta del codo. Se localiza con el brazo flexionado.

14TR: se encuentra en la parte posterior del hombro, en un hueco por detrás del hueso que sobresale en la zona.

6BP: se encuentra en la cara interna de la pierna, a tres anchuras de pulgar del hueso que sobresale en la parte interna del tobillo. Este punto no debe estimularse durante el embarazo.

10BP: se encuentra en la cara interna y algo anterior de la pierna, a dos anchuras de pulgar por encima del borde superior de la rótula.

32E: se encuentra en la cara anterior del muslo, a seis anchuras de pulgar por encima del extremo superior de la rótula.

44E: se encuentra en el dorso del pie, en la parte inferior del surco que hay entre el segundo y el tercer metatarsiano.

12V: se encuentra en la espalda, a 1,5 anchuras de pulgar de la columna vertebral, en la horizontal que pasa por el borde inferior de la segunda vértebra dorsal.

17V: se encuentra en la espalda, a 1,5 anchuras de pulgar de la columna vertebral, en la horizontal que pasa por la parte inferior de la séptima vértebra dorsal.

14VG: se encuentra en la línea media posterior del cuerpo, en la espalda, en la parte inferior de la séptima vértebra dorsal.

Basta con estimular alguno de estos puntos para favorecer el alivio de los síntomas. Conviene iniciar la sesión lo antes posible, en cuanto aparezca la primera roncha, para que el efecto sea mayor. Las personas que padecen brotes frecuentes de urticaria pueden realizar sesiones regulares (una o dos veces a la semana) de digitopuntura para evitar su aparición.

VÉRTIGO

El vértigo es una sensación subjetiva de giro de los objetos que hay alrededor del afectado o de giro de la persona respecto al entorno. Esta sensación suele acompañarse de inestabilidad, náuseas, vómitos, sudoración y, a veces, dolor de cabeza. Se presenta en forma de brotes de aparición más o menos brusca y empeora con el movimiento, especialmente de la cabeza. Se trata de un trastorno muy desagradable, que impide casi por completo realizar las tareas cotidianas.

El vértigo tiene varias causas. Puede deberse a un trastorno de los órganos encargados del equilibrio que tenemos en el oído interno, a causa de una inflamación, por ejemplo. También se produce vértigo en ciertas enfermedades del cerebro o del cerebelo que afectan a las zonas encargadas del equilibrio. Las enfermedades de la columna cervical, como la artrosis u otros trastornos degenerativos de los huesos y las articulaciones también pueden dar lugar a vértigo, especialmente en personas de mediana edad y ancianos. La enfermedad de Menière afecta sobre todo a varones adultos y da lugar a un vértigo muy intenso, que se acompaña de disminución de la audición y zumbidos de oídos.

Existen medicamentos para aliviar el vértigo, pero en ocasiones no consiguen hacerlo desaparecer por completo. Por otra parte, siempre conviene acudir al médico para que realice un examen completo y averigüe la causa de los síntomas, puesto que puede tratarse de un trastorno importante que requiera tratamiento quirúrgico.

Sin embargo, la mayoría de las veces se trata de un trastorno pasajero que dura unos días o semanas y desaparece. Los medicamentos asociados a unos puntos de digitopuntura pueden reducir la intensidad y la duración de los síntomas.

Los puntos más eficaces para obtener estos resultados son los siguientes:

6MC: se encuentra en el centro de la cara interna del antebrazo, a dos anchuras de pulgar del pliegue de la muñeca.

3H: se encuentra en el pie, en el espacio entre el primero y segundo metatarsiano. No debe estimularse durante el embarazo.

20VB: se encuentra en la nuca, por debajo del hueso occipital, a tres anchuras de pulgar de la columna vertebral.

Deben iniciarse las sesiones lo antes posible cuando aparezcan los síntomas, y repetirlas varias veces al día hasta su alivio completo.

A lo largo de este libro, hemos intentado exponer los principios en los que se basa la digitopuntura, así como los puntos que se emplean con mayor frecuencia en algunos trastornos frecuentes.

Puede parecer difícil moverse entre tantos puntos, pero con un poco de práctica es posible conseguir resultados eficaces. Además, con el tiempo, las sesiones de digitopuntura pueden convertirse en una rutina habitual que incluya una sesión previa de relajación.

¡Buena práctica a todos!

BIBLIOGRAFÍA

Berger, K. *Guía fácil de acupresura*. Editorial Robin Book, Barcelona, 1998.

Embid, A. *Enciclopedia de medicina china*. Editorial AMC, Bogotá, 1998.

Jarmey, C. y Tindall, J. *Digitopuntura*. Editorial Folio, Barcelona, 1999.

Reed Gach, M. *El gran libro de la digitopuntura*. Editorial Martínez Roca, Barcelona, 1993.

Rossi Callizo, G. *Manual completo de digitopuntura*. Editorial De Vecchi, Barcelona, 1992.

Taylor, L. *Técnicas esenciales para el bienestar*. Editorial Robin Book, Barcelona, 1997.

Volf, N. *Manual básico de digitopuntura*. Editorial Paidotribo, Barcelona, 1996.

Chuangui, W. *Digitopuntura china*. Editorial Océano, Buenos Aires, 1998.

ANEXO

MERIDIANO DE PULMÓN

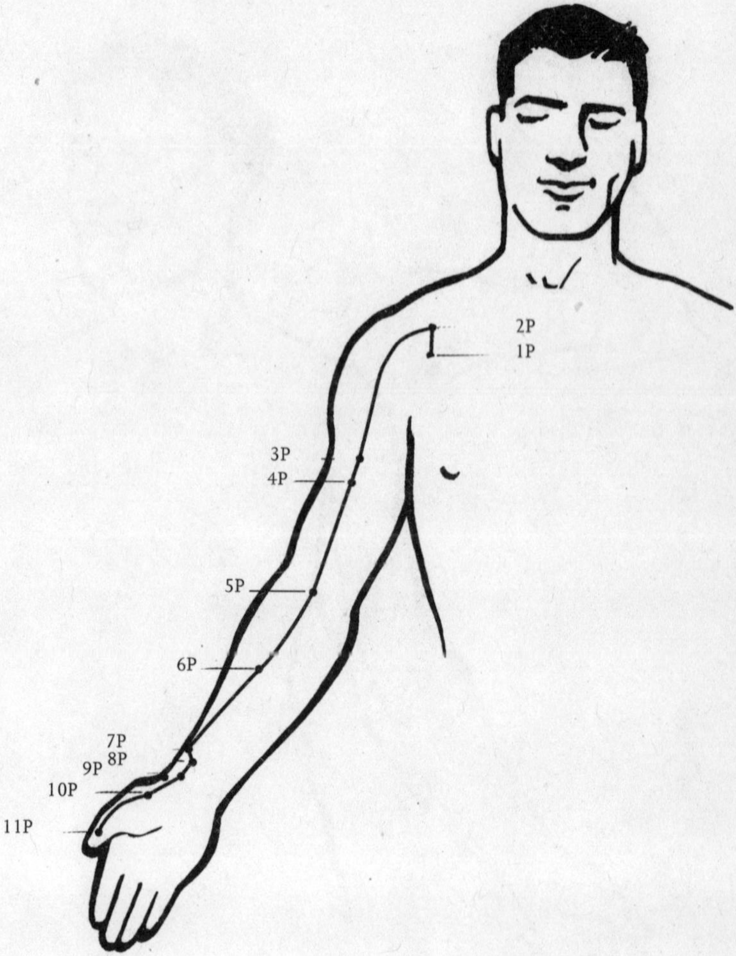

MERIDIANO DE CORAZÓN

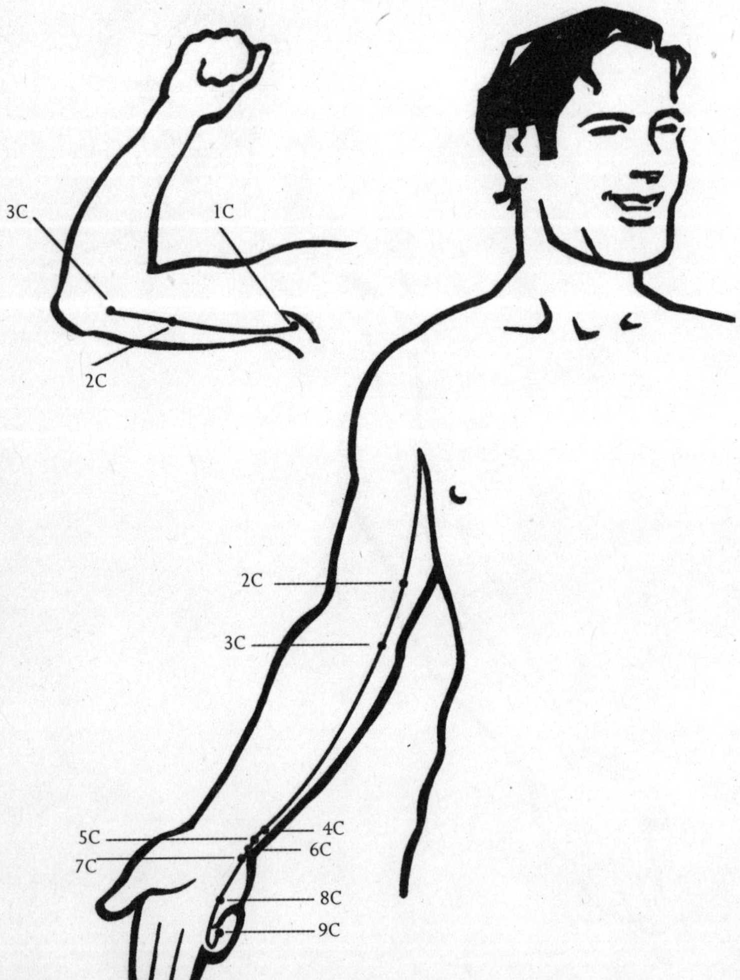

MERIDIANO DE MAESTRO CORAZÓN

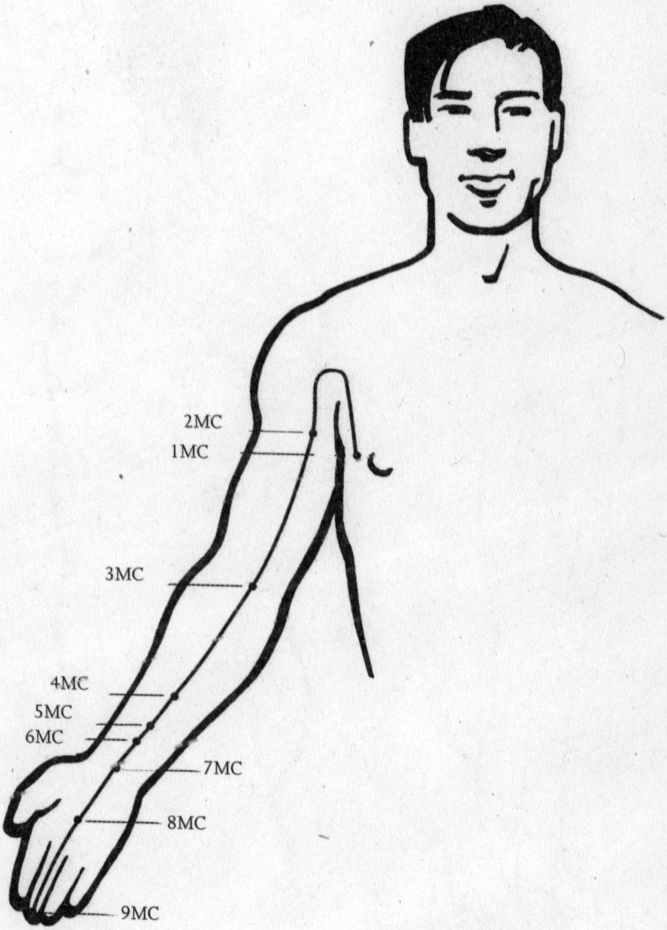

MERIDIANO DE BAZO-PÁNCREAS

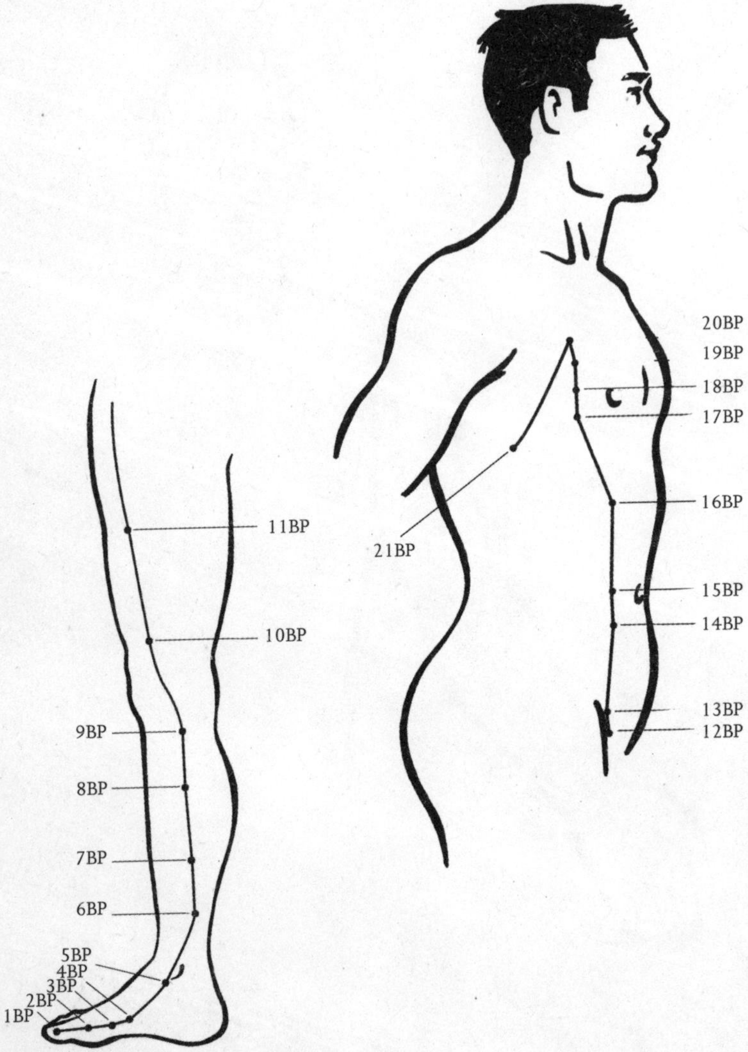

MERIDIANO DE RIÑÓN

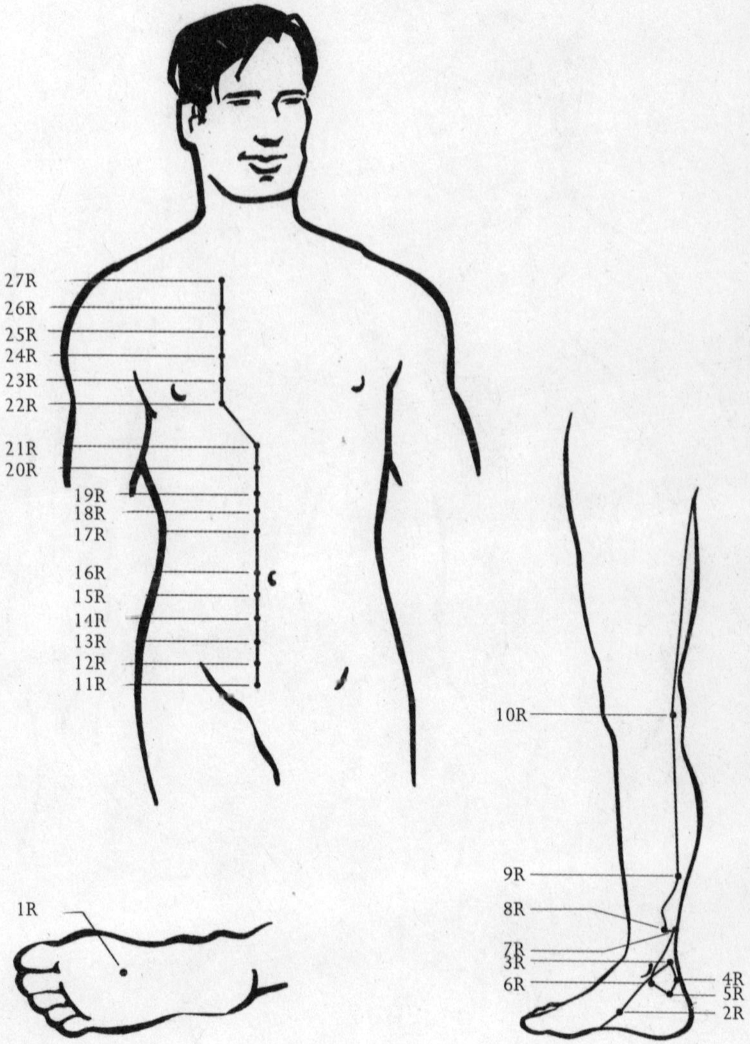

MERIDIANO DE HÍGADO

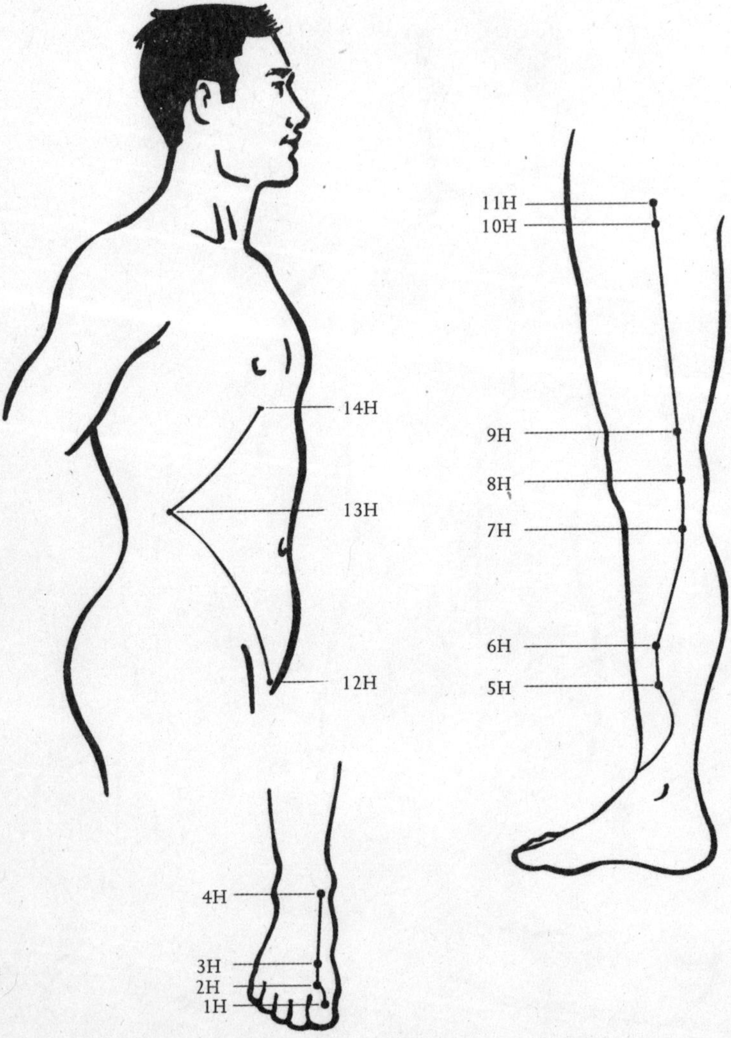

MERIDIANO DE INTESTINO GRUESO

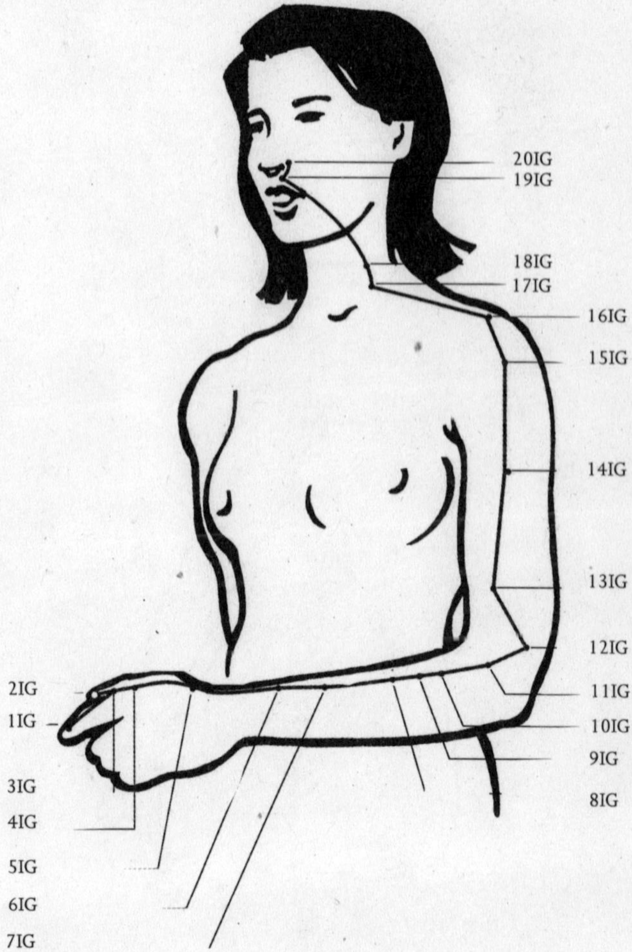

MERIDIANO DE INTESTINO DELGADO

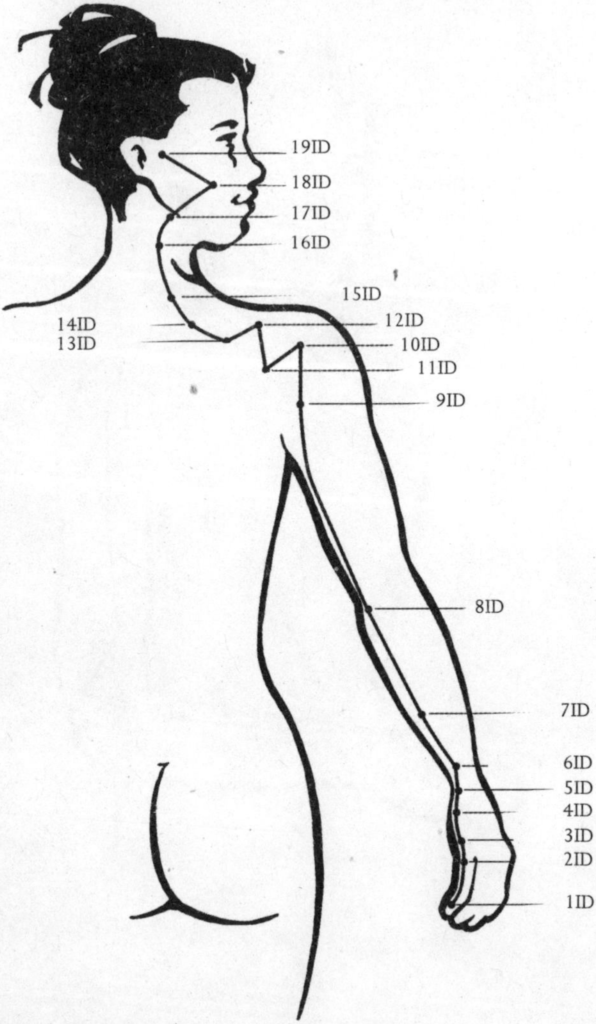

MERIDIANO DE TRIPLE RECALENTADOR

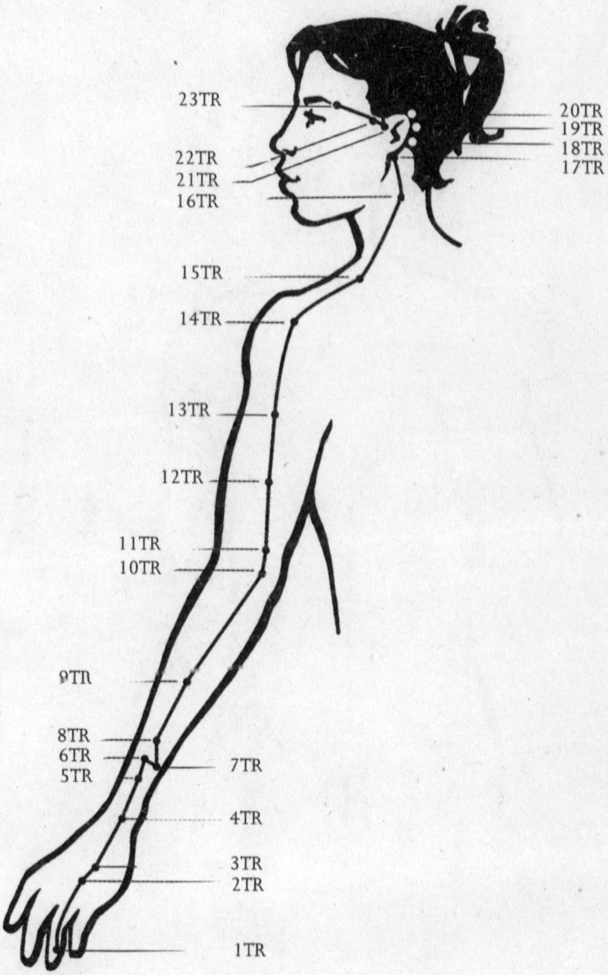

MERIDIANO DE ESTÓMAGO

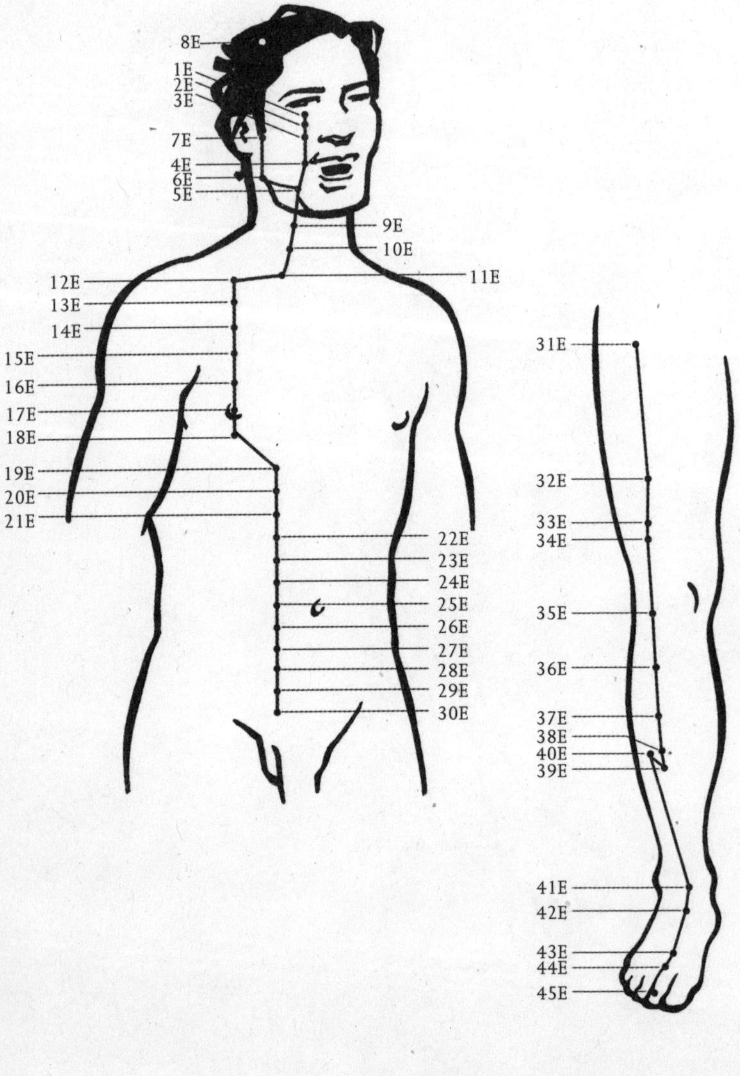

MERIDIANO DE VEJIGA

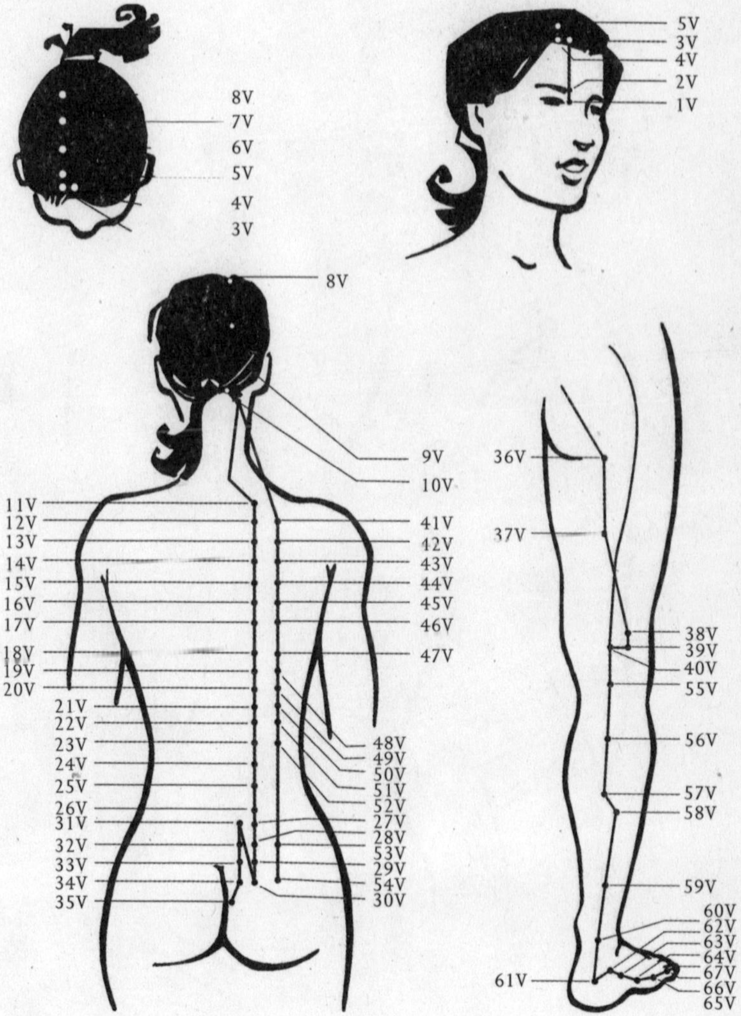

MERIDIANO DE VESÍCULA BILIAR

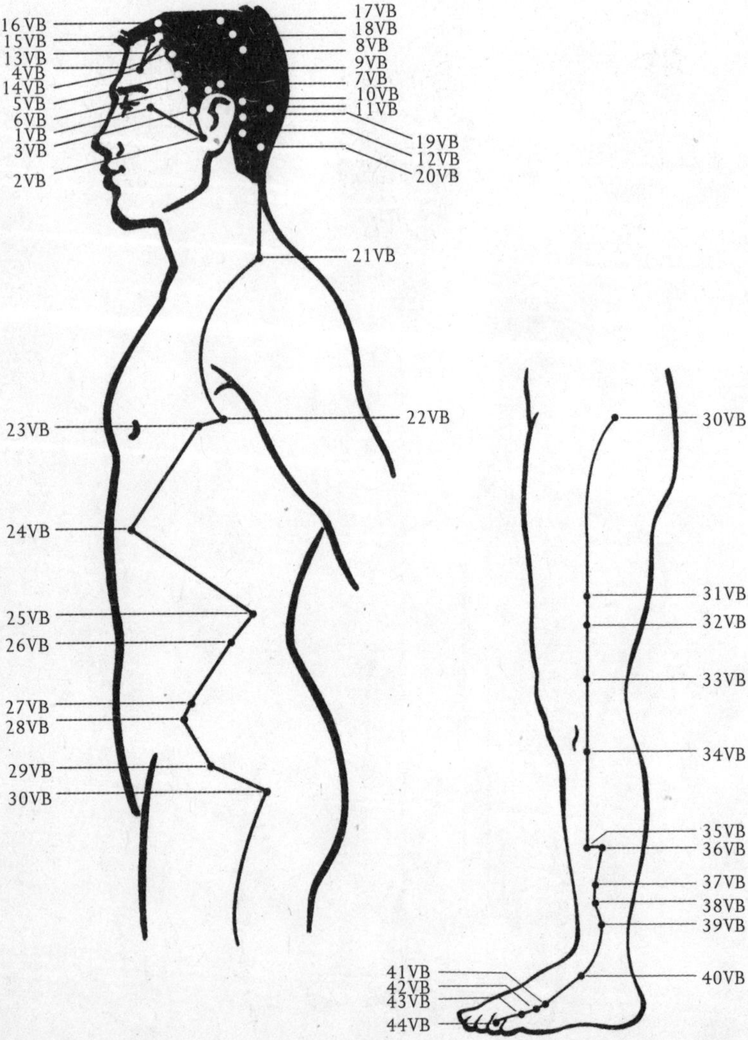

MERIDIANO DE VASO GOBERNADOR

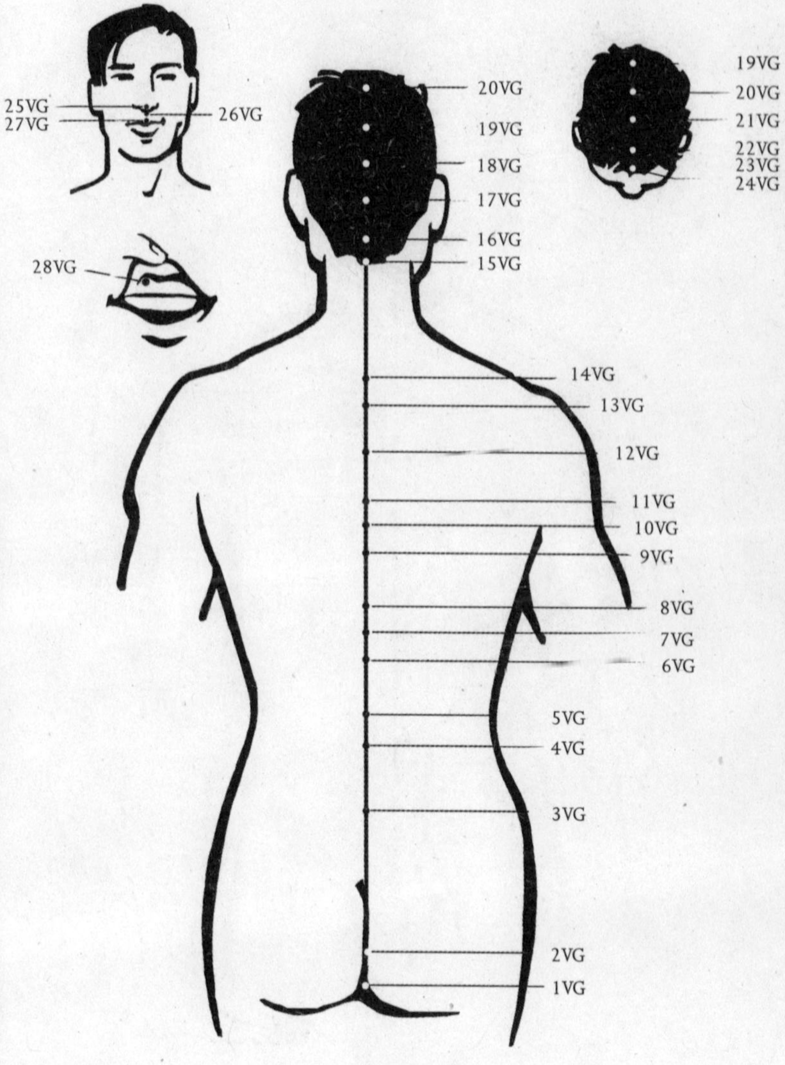

MERIDIANO DE VASO CONCEPCIÓN

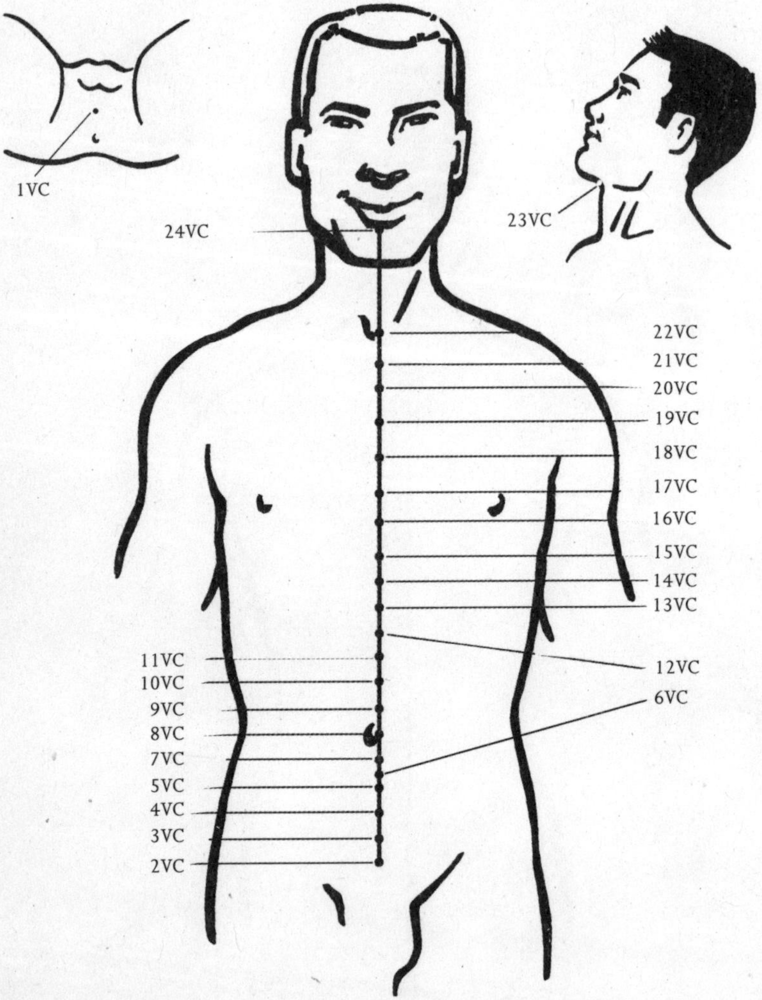

ÍNDICE